JN113182

道標 臨床研究の道標 副読本シリーズ
監修 福原俊一

査読を制する者は論文を制する

医学論文査読の
お作法

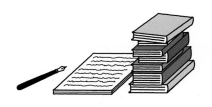

大前憲史 著

福島県立医科大学附属病院 臨床研究教育推進部
副部長・特任准教授

はじめに

　多くの医学研究者にとって、「査読」との初めての関わりは、自身の論文の著者として、つまり、「査読」される側の立場であることがほとんどです。自信を持って書いたはずの論文が、査読者によりこれでもかと言うほどダメ出しをされ落ち込んだ、なんて経験をお持ちの方も少なくないでしょう。そう言う私も、これは初めて自分で書いた論文でしたが、大変な思いでようやく完成させたにもかかわらず、査読者からはあまりにもぼろぼろの評価で、あたかもこの世の終わりのように感じ、すがるように上司に相談したのを今でもはっきり覚えています。そうこうするうちにある程度自分で論文を書けるようになるわけですが、そうすると今度は、査読者として「査読」に関わる機会が訪れます。ジャーナルからの依頼であったり、時には上司から「やってみない？」と頼まれたり、いずれにせよ、それは決まって突然訪れます。他の方が書いた論文を自分が「査読」するなんて、光栄だとは思いつつ、自分の判断で採否が決まり得ると思うと、自分で論文を書くのとはまた違ったプレッシャーがあります。制限時間のある中で、守秘義務によりむやみには上司や先輩にも相談できず、他の方の論文を自分一人で評価しなければならないのですから。何とか頑張ってコメントを返しても、本当にあれで良かったのだろうかと迷うこともあるでしょう。

　これらは、かつて私自身が抱いていた「査読」に対するネガティブな思いです。臨床医として忙しく働きながら、合間を見つけては自分の論文を書き、時に他の方の書いた論文を「査読」する。論文の書き方すらちゃんと学んだことがないのに……。その後、私は一念発起し、臨床医としてのキャリアを中断して大学院に通い、研究の組み立て方からエビデンス評価の方法に至るまで、ゆっくり時間をかけて体系的に学びました。さらには教員として指導する立場にもなり、「査読」をもっと体系的に整理し理解することで、これまで漠然と抱いていた不安や負担というネガティブな思いを克服できることを実感しました。このような経験から、同じような思いで作業にあたっておられる皆さんに「査読」について知っていただくことで、「査読」をもっと身近でポジティブなものとして感じていただけるのではない

かと思い、本書を執筆するに至りました。臨床家に来るほとんどの査読依頼は観察研究の論文ですので、内容としては観察研究の査読を想定したものが中心ですが、ランダム化比較試験や一部の発展的な内容についても扱っています。できるだけ多くの方、幅広いバックグラウンドの方にとって本書が何らかの指針となり、効率的で系統的、網羅的な「査読」作業が可能となるよう、そして何より、忙しい仕事の合間にでも楽しく、興味深く読んでいただけるよう内容や構成を工夫しました。

　また、ぜひお伝えしておきたいもう一つの本書の効用があります。タイトルにもありますが、「査読を制する者は論文を制する」、つまり、「査読」について体系的に学ぶことで、今度は自身が著者として論文に関わる際にも、これまでよりもはるかに広く深い視点で執筆に臨めることを実感していただけると確信しています。もちろん、査読者へのコメントに対しても、これまでよりも心に余裕を持って、より早く、より正確に返答できるようになるに違いありません。

　本書はどのように活用していただいても結構です。まずはご自身で一通り読んでいただくもよし、あるいは仲間と一緒にテーマごとに勉強会という形で進めていただくのもよし。ぜひ、皆さんで、無理なく楽しく学べるよう工夫していただけたら幸いです。そして、学んだことはぜひ、よりキャリアの浅い仲間に教えてあげて下さい。教えることで、その学びはより深く確かなものになります。そればかりか、共有された学びは、相乗効果となって組織全体における研究の質向上に繋がることでしょう。

　臨床家による臨床家目線での「査読」は研究と診療を結びつける上で必要不可欠であり、必ずや研究や論文に新たな価値をもたらしてくれると私は強く信じています。

　さあ、あなたも「査読」を通して医学の発展を支える世界の研究者の一員に！

大前憲史

目次

第 1 章
さあ、あなたも査読者になろう

第 2 章
The査読のお作法Ⅰ：要旨をまとめて論文全体を評価する

第 3 章
Ｔｈｅ査読のお作法Ⅱ：チェックリストを活用した系統的項目評価

第 4 章
実践！ワークシートを用いた論文査読

Column 目次

付録　査読用ワークシート

本書に掲載されている「研究デザイン別チェックリスト」
「査読コメント用テンプレート」が、以下の専用サイトか
らダウンロードいただけます。

http://www.i-hope.jp/others/pr.html

1．研究デザイン別チェックリスト

・観察研究用 ……………………………………………… 132

・ランダム化比較試験用 ………………………………… 134

・症例報告用 ……………………………………………… 136

2．査読コメント用テンプレート ………………………… 138

第1章
さあ、あなたも査読者になろう

第1章 さあ、あなたも査読者になろう

●1節　そもそも査読とは何なのか

> **本節の目的と目標**
>
> **1. 査読の仕組みと目的を理解する**
>
> **2. 現行のシステムの問題点を知る**

1-1. 査読って何？　なぜやるの？

　私が査読という言葉を知ったのは、お恥ずかしい話、医師になって恐らく10年目の頃。自分で論文を書くようになるまで、査読なんて言葉、見たことも聞いたこともありませんでした。大学では全く習わなかったですし、臨床医になった頃は EBM（evidence-based medicine 根拠に基づく医療）の流行り始めで、上級医から耳にたこができるほど「EBM！ EBM！」とその大切さを説かれましたが、そのエビデンスを支える査読について話を聞く機会はありませんでした。目の前の患者さんの治療に直接結びつく話題ではないですから、新米臨床医としてあくせく働いていた当時の私には無理もないことだったのかも知れませんが。

　日本語で査読と言うと、評価・査定する行為そのものを意味する印象が強くなりますが、英語では peer review であり、評価するという行為に、仲間で（peer）、という意味合いが加わります。つまり、査読とは、複数人の研究者・専門家により様々な視点でもって学術的・科学的な価値を評価する、そのシステム自体を表していると言えます。この評価システムは現代の学術・科学領域における研究者間のコミュニケーションの基盤を成し、学術雑誌で論文の掲載を決めるためだけでなく、学会における演題の採択や研究助成金申請に対する採否の決定などにおいてもこのシステムが国内外で広く採用されています。

査読とは複数の目で学術的価値を評価するシステムのこと

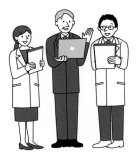

　今や、学術・科学領域における評価システムのゴールドスタンダードとなった査読ですが、TRENDS in Biotechnology 誌に掲載された、The history of the peer-review process（2002年）によると、その歴史は大変古く、200年以上前にまで遡ります。[1] 学術雑誌がこの世に誕生してしばらくは、掲載する論文を決定するのは全て編集者の仕事でした。やがて編集者は、投稿された論文の評価を専門家集団にも依頼するようになり、彼らの評価も参考にして掲載の採否を決めるという、peer review の仕組みを一部で採用しました。その後さらに時を経て、専門分野はより細分化し、あらゆる分野で日々膨大な数の論文が作成・投稿されるようになると、これまで以上に編集者だけでこれらを裁くのが困難になり、peer review による評価システムが広く定着したのです。さらに近年、IT技術が進歩し、大量のデータを短時間で電子的にやり取りできるようになって、査読はよりシステマティックな仕組みとして洗練されました。こうして、今や査読は雑誌の編集者、査読者、そして研究者間のコミュニケーションにおいて「最善にして唯一」の評価システムとまで言われるようになりました。

　では、そんな現行の査読システムにおいて、査読者に求められる役割とはいったい何でしょうか。それは大きく分けて以下の二つと言えます。

【査読者の役割】
1. 編集者が論文を評価して掲載の採否を決める際に必要な情報を提供する
2. 論文の学術的、科学的な質を向上させる

いずれの役割もいくら強調してもし過ぎることがないくらい非常に重要です。現行の査読システムがこれまでどのように確立されてきたか知れば、1の重要性は容易におわかりいただけることと思います。一方で、ともすると忘れられがちなのが2です。本書の意義にも関わる重要な項目なので少し説明を補足しておくと、査読者の役割は決して編集者への情報提供だけではありません。掲載の採否とは無関係に、「査読者」というその研究に関わるチームの一員として、論文の学術的、科学的質の向上に貢献することが求められます。著者らが論文として可視化した研究の価値を少しでも高められないか、本書の読者の皆さんにはぜひこのような姿勢で査読にあたっていただきたいと思っています。

1-2. 査読の仕組みを見てみよう

では、次に査読のプロセスについて見てみましょう。

一般的に、学術雑誌に新たな論文が投稿されると、事務局でのテクニカルチェックを経て、編集長 Editor in chief がテーマや専門性に基づいて、複数人いる編集委員の中から、担当となる編集者 Associate editor にその論文を振り分けます。振り分けられた担当編集者は、まず一次審査として、「原稿を査読者に送るかどうか」の判断を行うことになります。論文のテーマがその雑誌の目指す方向性や読者層の興味に合っているかどうか、雑誌が定める投稿規定に従っているかどうか、など、内容や書き方に関して、次のステップである査読者 Reviewer による全文査読に回すにあたり、一定の水準を満たすものか審査するのです。この一次審査の段階で不採択と決定されるのが、いわゆる、Editor Reject、Editor Kick、あるいは Immediate Reject と呼ばれるもので、ハイインパクトな学術雑誌になると、半数以上の論文がこの段階で Reject（不受理）となります（例えば、四大総合医学雑誌の一つである the BMJ では投稿された論文の3分の2がこの一次審査で Reject となっていることが雑誌のウェブサイト上で明記されています[2]）。

　この一次審査で、一定の水準を満たすと判断された論文であれば、担当編集者は引き続いて、テーマに応じた外部の専門家を選定し、査読を依頼します。概ね、一つの論文に対して2～6人の査読者が査読を担当することになりますが、通常、査読者を確定するためには、編集者はより多くの専門家に連絡を取る必要があります。なぜなら、候補となった専門家が皆、査読依頼に応じてくれるとは限らないからです。査読作業で要求される専門性が高ければ高いほど、査読者の確保はより難しくなるでしょう。適当な査読者を見つけるために10人の専門家に依頼しなければならなかった、という報告もあるくらいです。[3] 投稿論文が指数関数的に増加している昨今、信頼に足る査読者を十分数確保することの困難さは、現行の査読システムの抱える大きな問題の一つとなっているのです。

図解　査読の仕組み（典型的な例）

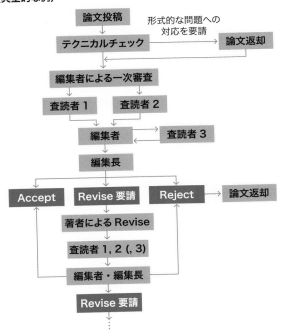

無事、一次審査を通過し、編集者に選定された査読者に原稿が回ると、査読者は決められた期限内に内容の評価を行うことになります。査読者の役割は、既述の通り、1．編集者が論文を評価して掲載の採否を決める際に必要な情報を提供すること、2．論文の学術的、科学的な質を向上させることの二つですが、これらに関して、編集部からはより具体的な作業の依頼が来ることもあります。例えば、論文の中で、非常に高度な技術や統計手法が使用されていた場合に、そこに関連して、専門家としての意見を聞きたい、などです。また、査読者には論文掲載の採否に対する最終決定権はありませんが、多くの場合、査読者として、Accept（変更なしで論文受理）、Minor Revision（軽微な修正の上、論文受理）、Major Revision（大幅な修正の上、受理を検討）、Reject（不受理）のいずれを勧めるかに関し、意見の表明を求められます。[4]

　査読者による評価は担当編集者に集められ、それぞれのコメントを参考にして担当編集者が論文掲載の採否に関わる最終決定を行います。これまでの経験上、査読者の意見をどの程度編集者が参考にするかに関しては、編集部のスタンスや各ケースによっても異なるようです。査読者の二人ともが否定的なコメントであっても、担当編集者の考えで、最終的にAcceptと判定されることもあります。また、査読者間で意見が分かれた場合に、担当編集者がもう一人別の査読者を立てて評価を依頼することもあります。いずれにせよ、最初の査読を経て少しの修正の必要もなく論文が受理されることはめったにありません。多くの場合、何らかの修正 revise 要請（Major Revision、Minor Revision）とともに原稿は著者に返却され、著者は、要請に応じた修正を加えた上で論文を再投稿します。再投稿された原稿は、改めて査読者による再査読を経て、一度目の査読同様、担当編集者による最終決定が行われます。ここで見事Acceptとなる場合もあれば、Rejectとなる場合もありますし、再々査読が必要となる場合もあります。いずれにせよ、こういったプロセスを何度か経て、最終的にAcceptとなった論文だけが学術雑誌に出版されることになるわけです。

意外とある？「トンデモ査読」

　皆さんはこれまで、自身が著者として関わられた研究や論文で、思わず「えっ!?」と絶句してしまいそうになった査読経験ってありませんか。例えば、投稿してから半年経ってもステータスが「査読者探し中」のまま、一年近く経過してなお「査読中」、さらには何か月か経てようやく返ってきたコメントが1文のみ、あるいは全く内容を理解してないと思われるトンチンカンな査読者からの要求など。これらはいずれも私自身の経験ですが、先輩や同僚に聞いても似たり寄ったりの経験が少なからずあるようでした。私はこのような、常識的には到底理解しがたい査読を、総じて「トンデモ査読」と呼んでいます。先方の事情もあるのでしょうが、新奇性が何よりも大切な科学・学術領域において、何か月も「査読者探し中」だなんて著者としてはとても受け入れがたいことですよね。「この間に類似の研究結果が出版されてしまったらどうしてくれるんだ！」と思わず叫びたくなってしまいます。自分のワークショップの参加者にアンケートを取っても、やはり「トンデモ査読」の犠牲者は少なからずおられるようで、例えば「査読者自身がよく分かっていないような解析手法を強要してきた」とか「査読者の趣味としか思えないような追加解析を要求してきた」、「英文校正に出しているにもかかわらず、コメントが『英語表現が不適切』の1文のみ」「そんなものは枚挙にいとまがありません！」といった数々の経験談が返ってきました。

　しかし最近、国籍や専門、経験もまるで異なる、自分の全く知らない方々によって書かれた論文を色々査読者として読むようになり考えることがあります。これまで自分が著者として経験してきた「トンデモ査読」の原因の一端は、実は自身の論文の未熟さのせいだったかもしれないと。著者というのはどうしたって自己満足な書き方をしてしまいがちです。そこで自分の理解と読者の理解のギャップを埋める努力を怠ると、せっかく熱量を持って書いた論文も、片思いの恋文のように冷静さを失った、一方的な内容に陥ってしまいます。にもかかわらず、著者側は、「なぜ査読者に伝わらないのか!?」とあたかも相手に非があるかのように感じてしまうことでしょう。このあたりは論文の著者として、ある程度のテクニックと経験が要求される部分かもしれません。自分が査読していても、時々、結果や考察の報告が不適切なために、こちらが繰り返し読まないとその意味するところを理解できなかったり、論点があちこちずれて、結局論旨がよく分からなかったりして困ることがあります。そんな時も最近は、「自分の論文だってきっと同じようなものなんだ」と思えるようになりました。これを裏付けることとして、先日、超ハイインパクトジャーナルにばんばん論文を載せられている教授に、これまでの「トンデモ査読」に関する被害経験について質問をしてみたところ、返ってきた答えが「一度もそんな経験ない」とのことで、妙な納得感を覚えました。

　というわけで、著者の時も査読者の時も、相手のことをおもんぱかれる、謙虚な姿勢を忘れないことが重要なのだと思う今日この頃です。

1-3. 現行のシステムには課題も多い

　これまでにも述べたように、査読は、学術・科学領域で生じたニーズに応えるべく、長い歴史の中で様々な試行錯誤を経て確立された、最善にして唯一とも言われる世界共通の評価システムです。もはや、査読がなければ世界の科学は成り立たないと言っても過言ではありません。そんな査読ではありますが、システムとしては決してまだまだ完璧なものではなく、これまでにも数々の課題が指摘されています。

①査読プロセスがしばしばブラックボックス

　現行の査読システムが抱える重要な問題の一つに、査読プロセスの透明性 transparency に関するものがあります。一般的に、査読におけるコミュニケーションのやり取りは、編集者や査読者と著者との間の非常に閉じた関係性の中で行われます。多くの場合、そのやり取りの内容は第三者に公開されることがありません。さらに、そこに匿名性の問題が加わります。どういうことかと言うと、最近は徐々に減りつつありますが、これまで多くの学術雑誌で採用されてきたのはシングル・ブラインド制の査読でした。つまり、査読者側には著者情報が公開されるのに対し、著者側には担当編集者や査読者の情報が一切明かされないというシステムです。その結果、査読者と著者の間には非常に一方的で閉じた関係性が成立してしまったのです。

　この「一方的で閉じた関係性」は、決して健全なものとは言えず、結果的に多くの問題を生む原因となりました。例えば、査読者にも当該の研究や論文に対して利益相反 conflict of interest (COI) のあることがあります。その場合、査読者の置かれた立場で有利な判定となるよう査読方針を誘導するような力が働く危険性が生じます。また、たとえ利益相反がなくとも、査読者の個人的な哲学や考えを一方的に押し付ける形で査読が進められる危険性もあります。

実際に、研究の内容とは無関係に、著者の国籍や性別が論文掲載の採否に影響するとの報告がなされています。[5] このような一方的な査読者と著者との関係性を改善するべく、査読者情報を著者側に公開しないだけでなく著者情報も査読者に公開しない、ダブル・ブラインド制へ切り替える学術雑誌も増えてきました。また、近頃は、著者側が自分たちの論文を評価するのに適切と思う査読者を複数人推薦できる仕組みが取り入れられ、その中で利益相反のあり得る人を挙げて査読者から外すよう希望することもできるようになっています。

なぜそうなった？

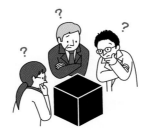

　ところが、今度はこの査読者推薦の仕組みを著者側が悪用する事例が発生しました。架空の研究者名を付与したアカウントに自分たちで作成した連絡先をつけ、さらにその研究者名を査読者として推薦することで、結果的に査読者になりすまし、自分たちで自分たちの研究を査読することができてしまったのです。科学者としての倫理に反する極めて悪質な不正の手口ですが、残念ながら、これも現行の査読システムに内在する閉じた関係性が悪用された案件と言えます。これらを踏まえ、著者情報や査読者情報だけでなく、さらに、査読の内容やそのやりとりまで第三者に公開する、オープン査読制を採用する学術雑誌も少しずつですが増えてきました（BioMed Central 系の多くの雑誌[6]や Peer J、先程も紹介した the BMJ や BMJ Open など）。

　このように、査読プロセスのオープン化は、学術・科学領域においてまだまだこれからも議論されるべき極めて重要な課題なのです。

②査読の質を担保できない

　もう一つ、現行の査読システムが抱える重要な課題に、査読の質を担保するための十分な方略がない、ということがあります。本書が対象とする医学論文において査読者として選ばれる方の多くは、医師、あるいはその他の医療従事者であろうと思われますが、大多数の査読者にとって論文の査読は本業ではありません。さらに、これは決して胸を張って言えることではないのですが、大学時代も含め、医療従事者がこれまでのキャリアの中で医学論文をいかに科学的に評価すべきかについて学ぶ機会はほとんど皆無です。多くの場合、自身あるいは仲間の論文作成を通じて独学で何となく論文や査読というものを学び、自分が査読者となった折にはそれまでの個人的経験に基づき、言うなれば我流で何とか対応されているケースが多いと考えます。また、いざ査読について学ぼうと思い立っても、論文の書き方についての書籍やセミナーはちらほら目にするものの、査読を方法論として扱う書籍やセミナーは決して多くありません。そんな中、ほとんどの査読者は多忙な日常業務の合間で何とか作業を行っている現状を鑑みると、現代科学を支える基盤として期待される査読の役割に、十分応えられるような質が果たして保証されていると言えるでしょうか。実際、私自身も、これまで著者、あるいは共著者として関わった論文に対する査読者からのコメントで、明らかに的外れな、もっと言うと、科学的に妥当ではない指摘をされ、共著者一同「??」となった、という経験が決して一度や二度ではありません。論文中にしっかり記載された内容であるにもかかわらず、それが完全に査読者から見落とされてしまっている、なんてこともありました。

　しかし、そんな場合でも、先にも述べた査読者–著者間の、悪しき「一方的で閉じた関係性」がいかんなくその威力を発揮するのです。現行のシステムにあっては、著者の立場で査読者のコメントに正面から毅然と反論することはなかなかにハードルが高く、結果的に、著者の多くが査読者に言われるがまま対応しているというのが現状です。やっつけ仕事のように査読にあたる人はいないと信じたいところですが、査読プロセスをもっとオープン化することで、多く

の目が査読者の仕事にも向けられるようになり、査読者−著者間の立場の
ギャップの改善に繋がるとともに、より責任感ある査読作業による質の向上が
期待できるのではと私は思っています。

③良質な査読者の確保が難しい

　そもそも、当該分野に精通しつつ、なおかつ査読を方法論としてきちんと理
解している良質な査読者というのは非常に限られたレアな人材であることは皆
さんもおわかりのことでしょう。その一方で、研究領域の広がりや深化・細分
化に伴い、全く新しい分野での研究や論文が世界中で爆発的に増え、それら
を扱う学術雑誌の数や種類も年々増加しています。その結果、出版社や雑誌
はどこも、一人の査読者を確保するために何人もの候補者に声を掛けなければ
ならないのが当然という、熾烈な査読者獲得競争に苛まれているのです。信頼
できる査読者には大抵他からも声が掛かっていたりするので、依頼を出した候
補者全員から断わられてしまうことだって十分起こり得ます。そうこうするうち、
査読者を十分数確保するだけで１か月以上時間がかかるといったケースも今
や決して珍しいことではなくなりました。提出した論文の status が「Editorial
Assessment」のまま長期間変わらないので編集部に問い合わせたところ、「査
読者が見つからない」と返された、なんて話もよく聞きます。ちなみにそんな場
合は、苛立つ気持ちは極力抑えて、こちらから査読者の候補を何人かリストに
して編集部に提供すると、それまで滞っていた事態が進展することも時にはあり
ます。

　実際、著者側の現行の査読に対する最も多い不満が、作業に時間がかか
り過ぎていることなのですが、難航する査読者探しもその主な要因の一つに
なっているというわけです。この問題の背景の一つに、査読作業は原則ボラン
ティアだということがあります。多くの査読者は、日常業務の中で、何とか時間
をやり繰りしながら作業を行うわけですが、その負担に見合うインセンティブ
は、残念ながら今のところありません。一つの論文を精読して評価し査読コメ

ントを書くためには８時間以上もの時間を要すると言われるほど大変で骨の折れる作業であるにもかかわらず、7) 多くの場合、査読者に対して何の報酬も支払われないのです。感謝状の発行や公に謝辞を述べる、あるいは出版費用を割引くなどの方法で査読者を勧誘する雑誌もありはしますが、まだ一部です。この根底には、「査読はお互い様」という研究者の間で共有される暗黙の了解があるのだと思います。要するに、善意に基づく制度なわけです。確かに、これはある意味もっともで、崇高な理念ではありますが、日常業務で忙殺される中、さらに査読というタフな仕事を請け負うだけのモチベーションとなるにはやはり不十分と言わざるを得ません。

Column　憎きハゲタカジャーナル

　　最近巷を賑わせている査読にまつわる大きなトピックにハゲタカジャーナル predatory journal の問題があります。ハゲタカジャーナルとは、著者から高額な論文投稿料を得ることを目的に、査読誌であるとうたいつつその実は十分な査読も行わずに論文を採択する、非常に悪質なオープンアクセス形式の学術雑誌のことを言います。1) ネット記事では以前から時々目にしていましたが、近年は国内でも一般の新聞記事としても取り上げられるようになり、多くの大学が対策に取り組んでいます。税金からなる国の研究費がこのようなジャーナルに吸い取られてしまう懸念もあり、文部科学大臣自らが警鐘を鳴らすなど、その問題の深刻さがうかがえます。2) さらに近頃は、いかにもありそうな名前の国際学会から「ぜひシンポジストやスピーカーとして参加して欲しい」などといった招待メールが届き、参加料を支払ってしまった後に実はそのような学会の実態はなく、もちろん開催予定もないことを知るといった、ハゲタカ学会なる問題もあるようです。ブラックボックスである査読のプロセスがこのような詐欺の温床になっているわけですが、このような問題が深刻化する背景の一つに、科学・学術領域の競争激化により特に若手研究者がポジションや研究費確保のために自身の研究の発表や論文化に必死になっているという事情があります。つまり、これらハゲタカジャーナルやハゲタカ学会は研究成果をあげようと躍起になっている若手研究者の足元を見た、非常に卑劣な手口であるということです。質が悪いのは、明らかに怪しいと思わせるものであれば研究者もそう簡単に引っかかることはないわけですが、これらのうちのいくつかは研究者の信頼を勝ち取るだけのクオリティで作り上げられているということです。実際、ハゲタカジャーナルとの指名を受けた雑誌に掲載された論文の多くが PubMed リストに載り、さらには多くの論文で引用されているという事実が指摘されています。

それではこのようなハゲタカジャーナルやハゲタカ学会に引っかからないために研究者はどう気を付ければよいのでしょうか。やはり最も重要なのは、名の知られていないような雑誌や学会には興味を示さないようにすることです。特にオープンアクセスジャーナルに投稿しようとする時は十分な注意が必要です。自分自身でもしっかり調べるのはもちろん、上司や先輩、共著者ともよく相談することが大切でしょう。PLoS ONE の成功を機に多くのオープンアクセスジャーナルが登場し、今や分野を問わず広く研究者に浸透しています。高額な投稿料が必要なものの、比較的高い採択率と採択までの時間の短さが研究者側の圧倒的なメリットとなり一気に注目を集めました。しかし、昨今、莫大な量の論文がオープンアクセスジャーナルに集中するようになり、もはや「採択まで短時間」と言ったメリットは享受できなくなっています。最近は研究者がこのような粗悪な学術雑誌の犠牲にならないよう、雑誌のブラックリスト[3]やホワイトリスト[4)5)]、投稿前のチェックリスト[1)6)]などが作成されていますので、特に慣れない領域で論文投稿する際にはこれらも参照されることを強くお勧めします。

【参考文献】
1) Eriksson S, Helgesson G. The false academy: predatory publishing in science and bioethics. Med Health Care Philos. 2017;20(2):163-170.
2) 柴山昌彦文部科学大臣記者会見録（平成30年12月25日）
http://www.mext.go.jp/b_menu/daijin/detail/1412183.htm
3) Beall's List https://scholarlyoa.com/publishers/
4) DOAJ (Directory of Open Access Journals) https://doaj.org
5) Web of Science http://mjl.clarivate.com/
6) Think Check Submit https://thinkchecksubmit.org/

1-4. 査読を取り巻く環境は今も発展途上

これまで現行の査読システムにおける課題や問題点について色々と述べてきましたが、これらに対して、出版業界も、ただただ手をこまねいて見ているばかりなわけではありません。ここでは、近年、こういった問題を解決するべく様々な関係団体が行う新たな取組みについてご紹介します。

①査読プロセスの効率化
プロセスを効率化し、査読に要する時間やコストを削減しようというのは、科学・学術領域で査読制度が採用されて以来ずっとある、普遍的なテーマです。

データを電子的に扱えるようになった今日、査読プロセスも飛躍的に効率化されました。データの授受に関わるコミュニケーションがスムーズに行えるようになったことはもちろん、原稿内の誤字・脱字のチェックや、最近では、盗用・剽窃の有無までソフトで確認できます。また、論文内容自体の評価に関しても、雑誌として最低限確認したい項目（科学的妥当性や新奇性、場合によっては採択・非採択の推奨まで）は、自由コメント欄とは独立に、例えば5段階などでレーティングできるよう設定されており、査読者側も編集者側も要点を簡潔に確認できるようになってきました。さらに効率化が進み、査読の際の評価基準を新奇性と方法の科学的妥当性だけに絞って、これら2点で問題なければ原則採択するという雑誌まで登場しました（内容の重要性は出版後に読者が判断する、というスタンス）。あるいは、カスケード査読といって、仮に最初に投稿された雑誌では採択基準を満たさず Reject となってしまった場合でも、同じ出版社内のより適切と思われる雑誌に、編集部間で原稿だけでなく査読レポートなどの情報も一緒に引き継げるような仕組みを取り入れた出版社もあります。

このように、査読の質を下げることなくそのプロセスを効率化するための方略は、多くの出版社や編集者が強い関心を寄せており、今後も様々な試みが行われるに違いありません。査読者としてだけでなく、論文を執筆する著者としても、このような情報は知っておいて損はないでしょう。

②査読を業績として評価する

査読依頼というのは、あくまで研究者が善意で受けるもので、原則、「お互い様」の精神から特にその労力に見合うインセンティブもないまま、ボランティアで作業を行ってきたのがこれまでの通例だったことは先に述べた通りです。しかし、編集者から依頼されるような、当該分野の専門家である査読者が、時間をかけて吟味し、論文を良くするために推敲して書かれた査読レポートは、もはやその研究を形づくる重要な構成要素であり、大変貴重な学術的資料であることは言うまでもありません。そんな査読者の尽力にもっと焦点をあて、その

功績を称えるべきだという風潮が、最近出版業界で高まりつつあります。これは、長い査読の歴史の中で実に画期的なことであり、時代の転換点だと私は考えます。

そんな中でも特に革新的な取組みの一つとして、査読レポートをきちんと学術的資料および業績として見える化しようとする試みがあります。例えば、一部の雑誌では、著者と査読者が望めば、査読者情報や査読レポートが一般公開されるだけでなく、査読レポート自体にも DOI（Digital Object Identifier）が付与されます。DOI は、通常論文などに付与されるものとして皆さんもご存知かもしれませんが、Web 上の電子文献に一対一で付与され、恒久的に利用可能な識別子です。つまり、いったん DOI が付与されれば、今後ずっとその DOI に応じた URL を通して Web 上の該当文献にアクセス可能となるのです。もちろん、新たな論文で先行研究の査読レポートを引用することだってできます。これらの試みにより、査読者は、依頼を受けるための動機をより見つけやすくなるかもしれませんし、より質の高いレポートを書くためのモチベーション向上にも繋がることが期待されます。

こういった試みに最も精力的に取り組む団体の一つに Publons があります。[8]Publons は、世界の研究者にもっと査読に携わるための動機を与えたいと、自らも研究者だった二人の人物によって、2012 年に設立されました。査読に DOIを付与したのもこの Publons が最初の団体です。研究者は、Publons に登録することで、論文や査読を対象とするプラットフォームを無料で利用できるようになります。提供されるプラットフォームは大変使いやすく設計されており、自身の出版論文はもちろん、査読実績まで詳細に、しかも簡便に蓄積していくことができます。非常に面白いのは、毎月の査読数やこれまでの総数が一目で確認できるだけでなく、自分の書いたコメントの平均単語数や査読した論文の出版割合までわかります。しかも、それを他の研究者の平均値と比較することもできるので、ゲーム感覚で自分の査読記録を作成することができるのです。

Publons で蓄積された個人データ

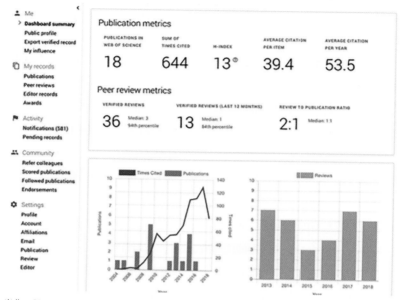

出典：Clarivate Analytics Publons ウェブサイト https://publons.com/about/home/
Publons では論文だけでなく査読も業績として蓄積できる。

　このように、研究者目線で凝らされた数々の工夫には、査読へのネガティブ
な印象を少しでも払拭したいという彼らの強い思いを感じます。これらの活動に
対して、Springer Nature 社や Wiley 社など名だたる一流出版社の多くも賛同
し、Publons と提携しています。このように、Publons を中心とした査読の功績を
可視化する取組みは、今や出版業界における一大ムーヴメントとなっています。
皆さんの中で、もしまだ登録されていない方がいらっしゃったら、ぜひこの機会
に登録されることをお勧めします。

③査読の祭典 Peer Review Week
　ここでもう一つ皆さんにご紹介したいのが、査読の祭典、その名も Peer
Review Week です。[9] 査読者の功績を称えつつ、査読の仕組みをさらに良く

するために、査読そのものへの関心をもっと高めたいと始められたイベントです。2015年にWiley社や研究者識別IDであるORCIDを管理するNPO団体などが立ち上げました。以降、毎年9月に開催されています。「査読の透明性」や「査読の多様性」など、査読にまつわる重要かつ切実なテーマが各回に設定され、そのテーマに沿って、講演やディスカッションなどが行われます。業界の多くの団体がこのイベントに関心を寄せており、参加団体の数は年々増加しています。また、イベントの一部は、Web上で登録を済ませた希望者に対して無料で動画配信されるので、直接会場で参加することが難しい方もその雰囲気の一部を味わうことができます。さらに、Peer Review Weekの開催に合わせて特別にブログを公開したり、オンラインの査読者養成コースを開講したりする団体もあるので、皆さんもぜひチェックしてみて下さい。

「Peer Review Week」では世界中の査読者と交流できる

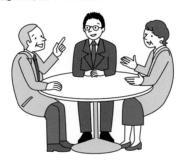

　この通り、査読を取り巻く環境は、今も正に発展途上。近年の査読への関心の高まりを見ると、きっとこれからも査読環境を良くする様々な試みが行われるに違いありません。今後この業界にどんなイノベーションがもたらされるのか、ますます目が離せません。

【参考文献】

1) Spier R. The history of the peer-review process. Trends Biotechnol. 2002;20(8):357-8.

2) The BMJ https://www.bmj.com/about-bmj/publishing-model

3) Perrin WF. In search of peer reviewers. Science. 2008;319(5859):32.

4) ELSEVIER https://www.elsevier.com/ja-jp/reviewers/what-is-peer-review

5) Lee CJ. et al. Bias in peer review. JASIST. 2013; 64(1):2–17.

6) BioMed Central series https://www.biomedcentral.com/about/advancing-peer-review

7) Nicholas KA. et al. A quick guide to writing a solid peer review. EOS.2011;92(28):233-40.

8) Publons https://publons.com/about/home/

9) Peer Review Week https://peerreviewweek.wordpress.com/

●2節　査読者になるために

┌─ **本節の目的と目標** ─────────────────────
│
│ **1. 査読者の役割を理解する**
│
│ **2. 査読者に求められる資質とは何かを知る**
│
└──────────────────────────────────

2-1. どうやったら査読者になれるの?

　本書を手に取っていただいている読者の皆さんの中には、これまで一度も論文の査読をしたことがないという方も多いのではないでしょうか。ここまで読んできて、「そういうことなら自分もぜひその査読とやらをやってみたい!」と思われた方もあるでしょう。あるいは、本書を読む前から、何となく「査読をやってみたい」と思っていたけど、なかなかそういった機会がなく、現在に至っているという方もいらっしゃるかもしれません。実際、イギリスの出版社である Taylor & Francis 社が2016年に報告している大規模調査 (回答数6,300名以上) の結果によると、これまで一度も査読を行ったことがない論文著者のうち、実に3分の2以上が、もし査読依頼があれば受けたいと答えていることがわかりました。[1] 一方で、既述の通り、出版社はいつも良質な査読者を確保するために奔走しているのですから、このギャップを埋めるべく、私も本書を通して少しでも両者の橋渡しに役立つことができればと切に願うわけです。

　では、査読をしたいと思われる皆さんは、いったいどうすれば論文の査読者として参加することができるでしょうか。一番はやはり、できるだけ多くの論文を著者として出版することです。論文を学術雑誌に投稿する手続きの際に、責任著者として自分の専門領域や研究歴などの情報を登録できるので、自身の学術的背景に合致する論文に関しては、登録しておいた雑誌や出版社から査読依頼が来る可能性があります。また、自分の出版した論文内容に近いテーマの論文に対しては査

読依頼も来やすくなります。特にニッチなテーマのものであれば、それだけ競合する研究者の数も少なくなるので、より査読依頼が来る可能性は高くなると言えます。さらに、似たテーマで複数の良質な出版論文があれば、雑誌編集者はきっとあなたをそのテーマの専門家として認識するに違いありません。場合によっては他の研究者から、あなたがその分野の専門家であると推薦されることだってあり得ます。こういった観点からも、私はよく若い研究者の方々に、著者として論文を書くのなら、たとえニッチでも、初めはできるだけ同じ領域・テーマで何本か続けて書くよう勧めています。

　自分の学術的背景をより広く知ってもらうためには、ORCID や Publons はじめ、様々な研究者プラットフォーム上で、雑誌の編集者からもアクセスしてもらえるよう、自分の専門領域や出版歴、査読歴を紐づけておくことも重要です。彼らが適当な査読者を探す際に、いかに自分の情報にたどり着いてもらえるかが大切なのですから。また、自分の上司や指導教官にアピールしておくことも有効でしょう。業績や繋がりの豊富な研究者には通常多くの査読依頼が来ますから、当該分野においてあなたより豊富な経験を持ち、しかもあなたのことをよく知る上司や指導教官は、あなたにとって格好の相談相手だというわけです。多忙な上司や指導教官は、自身に来た多くの査読依頼を裁ききれず困っていることも多いので、あなたの申し出を非常にありがたいと思ってくれるかもしれません。もし知り合いに雑誌編集者がいれば、あなたを査読者候補として紹介してくれることも期待できます。もちろん、上司や指導教官をあてにせず、自分で自分を雑誌編集者に売り込むことだって可能です。今ならメールで簡単にコンタクトをとることができますし、国際学会ではよく出版社や学術雑誌がブースを出していますので、思い切って相談してみましょう。その場合は、自分の CV（英文履歴書）をしっかりと用意しておくことを忘れずに。

　そうはいっても、「まだ出版論文の数も少ないし、何よりなかなかそこまで積極的に自分をアピールできないよ」と感じられる若い研究者の方も多いだろうと思います。そんな方には、依頼がなくとも査読に携わることのできるとっておきの方法として、

レター（Letter to the Editor）を書くことをお勧めします。ほとんどの学術雑誌では、出版後の一定期間だけ、出版論文に対する読者からのレターを受け付けており、重要な内容と判断された場合には、元の論文と合わせてそのレターも雑誌に掲載されます。そうなれば、もちろん DOI が付与されますし、また PubMed などでも検索できるようになります。レターにも当然査読はありますが、原著論文よりははるかに採択されやすく、New England Journal of Medicine や Annals of Internal Medicine などの超一流雑誌に複数レターを載せている友人も私の周りにはいます。ただし、レターにはレター特有のお作法があり、本書で扱う査読のお作法と異なる部分もありますので、レターのお作法に関しては他の教材を参照下さい。

　どうでしょうか、少しは査読者になるということをこれまでよりも身近に感じていただけたでしょうか。ぜひ読者の皆さんには、本書で一通り査読について学んでいただいた際には、ここで挙げたやり方などを駆使して、積極的に査読に参加していただきたいと思います。

2-2. あなたは査読依頼を受けるに足るか？

　「どうすれば査読者になれるかはわかったけど、そうやっていざ査読依頼が来た時に果たして自分がその依頼に応えられるのか？」

　査読を受けるにあたり、これが最も大きな心配の種だと思われる方は多いでしょう。このような不安は、特にまだ査読経験の浅い若い研究者の方にはつきものです。ここでは、皆さんと一緒に、改めて査読者に求められる資質について考えてみたいと思います。

　まず、初めに言っておきたいのは、胸を張って「自分なら間違いのない査読ができる！」と言いきれる研究者はいないということです。そもそも、そんなことが可能なら、一つの論文に「複数人で（peer）」評価する必要なんてありません。複数人で評価することが査読の真髄であるとするならば、この査読作業には多様性が受

け入れられている、もっと言うと歓迎されているということです。つまり、複数の目で様々な角度から評価することにより論文がより良い方向に向かうという信念の元、このシステムが成り立っているわけです。これを理解いただいた上で、もう一度現行のシステムにおける査読者の果たすべき役割を見てみましょう。

【査読者の役割】
1. 編集者が論文を評価して掲載の採否を決める際に必要な情報を提供する
2. 論文の学術的、科学的な質を向上させる

査読者も三者三様

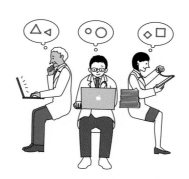

　これらに加えて、実務上、査読者には「定められた期限内に」全ての作業を遂行することが求められます。ですから、色々な仕事を抱えて期限内に査読することが困難な場合は、はなから査読依頼を受けるべきではありません。これは個人のこれまでの経験や依頼の案件によっても多少異なるとは思いますが、先にも述べた通り、一つの査読作業を一通り行うには8時間以上もの時間を要すると言われています。したがって、まずは期限内に最低でもその査読作業に8時間かけられる状況にあるのかよく考えて下さい。その上で、十分な時間を作業にあてられると判断した場合は、今度は予め雑誌編集者から共有された論文のタイトルや抄録を読んで、扱うテーマや方法に自分が精通しているのか考える必要があります。あなたに依頼があるということは、ある程度編集者から当該分野の専門家として認識されているわけですが、そうはいっても、「なぜこ

のテーマで自分に依頼が来るの？」ということも少なくありません。また、テーマは自分の分野だったとしても、細かいところで知らないことが扱われている、あるいは使用する研究のデザインや解析手法に詳しくない、という場合もあります。そうなると、本当に自分が査読してもいいか判断に悩み、どうしても依頼に対して消極的になってしまうものです。しかし、査読作業というのは「あなた一人で完璧に評価しなければいけないわけではない」ということをもう一度思い出しましょう。複数いる査読者の一員として、自分の強みを生かしてその論文を良くすることができないか、という視点で考えてみるのです。そもそも論文化されているということは、何らかのこれまでになかった新しい事象が扱われているわけなので、全てを知っていないのは当然です。ただし、無理に背伸びをするのは厳禁です。その研究の根幹に関わる部分で自分の全くわからないことが扱われていると感じた場合は、やはりその依頼はきっぱりお断りすべきでしょう。そうではなく、「使用されている解析手法には詳しくないところもあるが、自分の立場・独自の視点で結果を解釈することはできる」など、依頼を受けるにあたり一部に懸念事項があるような場合は、自分一人で悶々と考え込まずに正直にその旨を編集者に申し出てみることをお勧めします。このような編集者とのコミュニケーションは積極的に行われるべきであり、きっとその状況に応じた判断を編集者側で責任持って下してくれるはずです。その上で編集者から「わかる範囲でぜひお願いします」と返事があれば、今度こそ胸を張って査読依頼を受けることができますよね。実際、「Statistical analysis: looks sound to me, but I hope that a more statistically experienced reviewer will give his/her opinion about these analyses.」といったコメントを見ることもありますから、このようなケースは決して少なくないものと思われます。

　さらにもう一つ、依頼を受けるにあたり考慮すべきとても重要な検討事項をお伝えします。それは、利益相反です。査読者は論文のテーマに合った専門家が選ばれるわけですから、候補者として選ばれたあなたには、常に当該領域において対象論文に対する利益相反、つまり何らかの利害関係を孕んでいる

29

可能性があると言えます。わかりやすい事例で言うと、その論文に関わる研究者が元同僚であったり、競合関係にあるよく知った研究者であったりと、比較的自分に近しい人が参加する研究の場合がそうでしょう。ダブル・ブラインド査読でなければ、著者情報は査読者に共有されるんでしたよね。また、仮に著者情報がわからなくても、タイトルや抄録を読むだけで自分との間に利益相反があることがわかることもあります。とてもニッチな領域では同じ領域の専門家同士でコミュニティができ上がっていることも多く、キーワードを見ただけでも誰それの関わる研究だ、などとわかってしまうことも少なくありません。さらに、そこまであなたと近しい関係になくとも、あなたが携わる、目下進行中の研究にとても近い内容で論文化されている、なんてケースもあり得ます。このような場合には、査読者として本当に公平で公正な科学的判断を下すことができるか、よく考える必要があります。そして、少しでも懸念があれば、やはりその旨を編集者に申し出て依頼は断る方が良いでしょう。

様々な利益相反が査読者の判断の邪魔をする

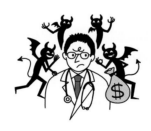

　したがって、あなたに査読依頼が来た時に考えるべき事項をまとめると、以下の三つということになります。

【査読依頼を受ける時に考える三つのこと】
1. 期限内に十分な時間査読作業に従事できるか（目安は８時間）
2. 【査読者の役割】を担う一員として自分の専門性や知識を活かせるか
3. 利益相反がないか

2-3. 良識ある査読者たれ

　ここでは査読にまつわる倫理的問題に焦点をあて、査読者としての責任や持つべき心得、マナーについてもう少し述べておきます。査読が論文や研究を支える重要な構成要素の一部であるということは皆さんにもよくご理解いただけたと思います。そして、だからこそ査読には相応の責任が伴うということにも賛同いただけることでしょう。では、査読者が配慮すべき事項として、具体的にどのような倫理的問題があるのでしょうか。

　これを論ずるにあたり、世界の出版社や学術雑誌を対象に、論文の出版規範を制定・助言する非営利組織である出版規範委員会 Committee on Publication Ethics（COPE）のまとめた COPE Ethical Guidelines for Peer Reviewers をご紹介させていただきます。[2)] 英文ではありますが、査読者が遵守すべき基本的な倫理指針が非常に簡潔にわかりやすくまとめられており、ぜひ一読をお勧めします。

　この中でも重要な問題の一つとして挙げられているのが、やはり利益相反です。改めて述べますが、明らかに利益相反があるとわかる場合はそもそも査読依頼を受けるべきではありません。ただ、この問題が難しいのは、必ずしもそのように明らかに利益相反と認識できるものばかりではないことです。先にも述べたように、あなた自身に査読論文の著者や所属施設と直接の関連がなくとも、論文を読んでみてその内容にあなたの研究と重複する部分があることに気づくというケースは十分あり得ます。このように、何らかの「個人的な利害」が公平で公正な科学的判断を邪魔してしまう状況は決して少なくないのです。査読者として「個人的な利害」が論文の過大評価や過小評価に繋がることは当然望ましい行為と言えません。しかし、これは正に「言うは易く行うは難し」なのです。実際、ついつい自身の研究に近い内容の論文には厳しくしてしまうという研究者もいます。さらに、「個人的な利害」を「個人的な信条や信念」にまで拡大

して解釈すると、既述の通り、著者の国籍や性別が論文の採否に影響し得るという報告がされているくらいですから、[3] この問題の根の深さが推し量れます。少なくとも、本書を読んでいただいている皆さんには、ぜひこういったことを常に肝に銘じて査読にあたっていただきたいと願います。

　次に取り上げておきたいのが盗用 plagiarism の問題です。これも言うなれば「個人的な利害」の範疇なのかもしれませんが、査読者には誰よりも早く査読論文を通して新しいアイデアや発見を知ることができるという特権があります。しかし、現行の査読システムにおける悪しき「閉じた関係性」の下で「個人的な利害」が作用すると、この査読者の特権が盗用という研究不正に結びついてしまうことがあるのです。例えば、査読者であればその権限を使って、自身の論文が採択されるまでオリジナル論文の査読をわざと滞らせてしまうことだってできます。実は、査読中に知り得たアイデアや結果を、あたかも自分が最初に見つけたものであるかのように査読者自身が全く別のところで論文発表した、という事例が、残念ながらもう既に報告されています。査読者による盗用は、その特権を悪用した非常に卑劣でたちの悪い、倫理に反する行為なのですが、その性質上、発見されるに至らない、あるいは疑いがあってもなかなか立証できないケースも多いと思われ、これまで報告されている事例はあくまで氷山の一角に過ぎないのではないかと私は思っています。

査読者による研究の盗用は重大な倫理違反

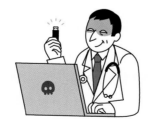

　もう一つ、皆さんに知っておいていただきたい、査読者として守るべきルールが守秘義務です。査読者は、査読の機密性を尊重し、査読中に知り得たいか

なる論文の情報も査読中はもちろん、査読後も漏えいすることは許されません。したがって、査読作業中に自分の知識ではわからない内容に関して自分より詳しい上司や先輩に相談するのも、原則、よろしくありません。どうしても他の研究者などに相談したいことがある場合は、必ずその旨を編集者に申し出て適切な判断を仰いで下さい。自身で勝手に判断して行動するのはルール違反です。研究者同士の会話の中で、「最近こういう研究論文の査読依頼があってさ～」といったことはついついやってしまいがちですので、皆さんぜひお気を付け下さい。

　最後に、これはルールと言うよりはマナーや心得に近いものかもしれませんが、査読のスタンスとして、読者の皆さんにはぜひとも「客観的・教育的・建設的」であることを心掛けていただきたいと思っています。ともすると陥りがちな、「Reject ありきのあら捜し査読」は、学術・科学領域において決して生産的と言えません。欠点のない研究などそうありませんから、あらを探そうと思えばいくらでも探すことができるわけです。ましてや、研究の欠点をあたかも著者の人間性の欠点であるかのように批判するなんていうのは言語道断です。そうでなくとも受け身である論文著者は査読者の否定的なコメントに査読者が思う以上に過剰に反応してしまうものなのですから！　私の研究室でも、研究会議の時は「批判するなら必ず改善案や対案まで提示する」ということを非常に重視しています。この作業には、単に批判するだけよりも一段階上の能力が要求されます。一定の限界があることを認めた上で、その制約の中でどこまで真実に迫れるかと思考をめぐらすことは、研究者としてとても大切な習慣です。そういう意味で、私は査読作業と批判的吟味 critical appraisal とは似て非なるものだと考えています。科学はエビデンスの積み重ねですから、今回認める限界や欠点は次の研究で克服することができればいいのです。皆さんには、ぜひ「次の研究に繋がる査読」というのを心掛けていただきたいと思います。

【査読者がおさえておくべき倫理指針5か条】

1. 利益相反が疑われるなら査読依頼は受けない
2. 研究の盗用はご法度！
3. 論文情報の機密保持
4. 懸念事項は編集者に報告する
5. 査読スタンスは「客観的・教育的・建設的」に

Column 査読不正と論文撤回

　査読不正に関わる論文の撤回 retraction が近頃後を絶ちません。それだけ査読不正が多いというのは驚きですが、そのような不正に対する浄化作用が働くようになってきたというプラスの側面もあるのかもしれません。

　皆さんは Retraction Watch というサイトをご存知でしょうか。[1] こちらは撤回論文の書誌情報や撤回理由など、撤回にまつわる様々な情報を集めたデータベースで、随時アップデートされています。誰でも無料でアクセスでき、撤回論文の著者の顔写真まで晒されてしまうのでサイトの持つ社会的インパクトは極めて大きいと言えます。サイト上で「peer review」というキーワードを入力すると瞬く間に査読不正に関連する数々の撤回論文情報が表示されます。こちらを見てみると、目立つのは fake peer review なる不正です。「fake peer review」とはつまり、本文でも書きましたが、架空の研究者名を付与したアカウントに自分たちで作成した連絡先をつけ、さらにその研究者名を査読者として推薦することで結果的に査読者になりすまし、自分たちで自分たちの研究を査読した、例の案件のことです。手口としてかなり質の悪い不正ですが、これに勝るとも劣らない、許すまじき査読不正による論文撤回事例がもう一つあります。世界中の研究者たちの間に衝撃が走った大事件としてまだ記憶に新しい、査読者による研究の 盗用 plagiarism です。

　米国の内科学会誌である Annals of Internal Medicine (AIM) に提出された一つの研究論文をめぐって事件は起きました。査読にあたった一人の研究者が、何と元の論文をReject とした上で、ほとんど同じ内容で別雑誌上に論文報告してしまったのです。後日、元論文の著者が自分たちの研究と似たようなものがないか探していた時に偶然この盗用論文を見つけ、雑誌編集者に問い合わせたことで事件が発覚しました。盗用した本人がその事実を認め論文は撤回されたのですが、この事件で最も話題となったのは被害者である元論文の著者が犯人宛てに AIM 誌上で手紙を掲載したことです。「Dear Plagiarist（盗用者へ）」として始まるこの手紙には、このような査読者の心無い研究盗用によって科学・学術領域にもたらされた甚大な被害・負のインパクトについて淡々と述べられています。[2] 個人的には、AIM という超一流雑誌の編集者により指名された査読者がこの

ような、ある意味極めて安易とも言える悪事に手を染めてしまった事実が何より恐ろしく感じられました。被害者側・加害者側どちらの観点でも、決して他人事ではないと改めて気を引き締めた次第です。

　研究や論文の質管理において査読は重要なプロセスであることは言うまでもありません。しかし、このように、現行の仕組みをもってしてもすり抜けてしまう、あるいは逆にそれをうまく悪用して行う不正が決して少なくないという現状をこのサイトは私たちに日々教訓として示してくれているのです。

【参考文献】
1) Retraction Watch　https://retractionwatch.com
2) Dansinger M. Dear Plagiarist: A Letter to a Peer Reviewer Who Stole and Published Our Manuscript as His Own. Ann Intern Med. 2017;166(2):143.

2-4. 査読は人のためならず

　ここまで、様々な観点から現代の科学・学術領域の基盤を成す査読システムについて述べてきました。読んで下さった皆さんならばきっと、これから自身が査読者として関わっていくことに対し、十分な心構えをしていただけたのではないかと思います。皆さんのように、査読に対しポジティブで能動的で良識のある研究者がどんどん世の中に増えていけば、現行の査読システムが抱える問題の多くが解決に向かうと私は信じています。編集者が良質な査読者を探す時間だって短縮されるでしょうし、意識的であろうがなかろうが悪意あふれる査読コメントが研究者を傷つけることも減るでしょう。査読や査読者への世の中の関心が高まることで査読を取り巻く環境が改善すれば、今度は自身が論文著者になった折に、その恩恵を享受することもできるはずです。

　さらに、査読者としての視点を持つことは論文を執筆する際にもとても有用な武器になることを皆さんにはぜひ知っておいていただきたいと思います。論文が査読者から評価される際に、どういうことが重視され、求められているものは何なのか知ることで、自身が著者の立場に立った時にも、これまでよりもはるかに広く深い視点で客観的に捉えることができるようになるのです。査読者から

もらうコメントに、ただただ受け身で応えるしかなかった以前と比べ、査読者が自分の論文に対してこだわるポイントをより的確に理解できるようになれば、これまででは思いつくことができなかった発展的な問題解決に繋げることだってできるかもしれません。

「教えるとは、希望を語ること　学ぶとは、誠実を胸に刻むこと」

とはフランスの詩人ルイ・アラゴンによる有名な詩の一節ですが、査読にも正にそういう側面があると思っています。

　さあ、それではいよいよ具体的な査読のお作法について、一緒に学んでいきましょう！

【参考文献】
1) Taylor & Francis 社 Peer review: a global view
   https://authorservices.taylorandfrancis.com/peer-review-global-view/#
2) COPE Ethical Guidelines for Peer Reviewers
   http://publicationethics.org/files/Ethical_guidelines_for_peer_reviewers_0.pdf
3) Lee CJ. et al. Bias in peer review. JASIST. 2013; 64(1):2–17.

第2章

The 査読のお作法 I ：
要旨をまとめて論文全体を評価する

●1節　査読にもお作法がある

┌─ 本節の目的と目標 ──────────────────────────
│ 1.「査読のお作法」の全体像を把握する
└───

1-1. お作法を知れば査読依頼も怖くない

　ある程度経験があっても「査読依頼＝怖い！」と拒否反応を示す方は多いと思います。責任感のある方だとなおさらそうでしょう。しかし、世の中、何でもそうですが、「怖い」という感情の原因はそれをよく知らないからだということが少なくありません。査読の場合は、「面倒・煩わしい」という印象も「怖い」という感情に含まれているかもしれません。本書では、多くの方がよく知らないから「怖い」と感じてしまう査読作業を、「お作法」として六つのステップに分解し、わかりやすく解説します。そうすることで、査読作業を構成する一つ一つの工程を確実に理解していただけ、次にどんな査読依頼が来ても「お作法」に則ってある程度系統的に対処できるようになると強く確信しているからです。

　皆さんの中には、そもそも多様な価値観に基づく評価が歓迎される査読（peer review）において、「お作法」通り系統的に作業するということに批判的な方もいらっしゃるかもしれません。しかし我々は、短歌や俳句といった、とても厳しい「お作法」がありつつも無限の創造性、独創性を可能とする仕組みが成立し得ることを既に経験として十分知っているはずです。そして何より、査読する学術論文には、よく知られる、踏まえるべき形式や「お作法」があるわけです。論文を評価する査読にも一定の形式や「お作法」があることは決して悪いことではありません。査読は、編集者・査読者・著者の間で行う学術的コミュニケー

ションの一つの形ですから、共通の形式や「お作法」があることでむしろ円滑に進められるという非常に大きなメリットがあります。また、ある程度決まった「お作法」に基づいて査読することで、評価すべき項目を取りこぼしなく網羅的に、かつ効率的に作業できるようにもなります。ただし、本書でお伝えする「お作法」は、皆さんに「査読はこうでないといけない」と押しつけるものでは決してありません。作業を行う上での方向性を示す一つの指針として捉えていただき、基本原則は踏まえつつ、各自で工夫・改変していただくのは大いに結構です。あくまで皆さんが査読にあたる際の一つの取っ掛かりとして本書の「お作法」が少しでもお役に立つことができれば、これほどうれしいことはありません。

1-2. 査読のお作法：六つのステップ

　本書では、査読作業を「お作法」として図のように六つのステップに分解して解説しています。これらの解説は、医学論文に対する査読依頼としてよくあるケースを想定したものですので、案件によってはこの全てがぴったり当てはまらないこともあり得ます。また、学術雑誌によっては査読者に対して独自の指針を設けていることもありますので、その場合はそちらも必ず目を通すようにして下さい。とは言っても、編集者が査読者に求めることは概ね共通しており、本書の内容から大きく外れた事項を要求されることはあまりないのではと思います。

図解　査読のお作法：六つのステップ

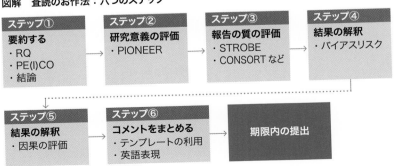

図には各ステップとその要点を記しています。一通り本書を読み終えたら、作業のたびにこの図を見返していただくことで手っ取り早く全体像を再確認していただけるのではと思います。

1-3. 査読を制する者は論文を制する

　賢明な皆さんであれば、この「お作法」の全体像を見てすぐにお気づきのことと思います。そうです！　一連の「お作法」には汎用性があり、このようなスキームは論文の査読にだけ適用されるというものではなく、もっと広く利用可能です。例えば、自分で論文を読む、仲間と抄読会をする、学会で抄録や研究発表の審査をする、主 / 共著者として論文執筆に関わる、など。これらいずれのプロセスにおいてもここにある「お作法」が役に立つのです。こういった実作業の中で「お作法」を繰り返し使用していくうち、それが on the job training となって素養として身につくことで、いつぞや抱いていた査読や論文執筆に対する恐怖心はどこへやら、気づけば論文を「もっと読みたい」、「もっと書きたい」と愛おしく思えるようになるに違いありません。かのスヌーピーの名言にもある通り、正に「知ることは愛すること」なのです。

●2節　「初回の通し読み」で要約する

┌─ 本節の目的と目標 ─
1. 「初回の通し読み」でチェックすべき項目を知る
2. 要旨のまとめ方を知る
3. よく用いられる研究デザインや統計解析について知識を整理する

2-1.「初回の通し読み」はこうすべし

　査読依頼を受けたなら、間もなく査読する論文の全文が編集者から共有されるでしょう。論文にアクセスするためのリンクが張り付けられていたら、まずはそれをポチリと押して論文全体を眺めてみて下さい。タイトルと抄録は査読依頼の初めの時点で確認しているはずですので、ここではとりあえず論文の分量がどれくらいあるのか、表や図がどんな感じかなどをさっとでも見ておきましょう。今すぐには手がつけられない場合でも、この作業を予め早い段階でしておくことで今後の作業への心理的なハードルが格段に下がります。何となくでも作業時間を把握しておくことは、その後の計画を立てるにあたって優先順位をつけるためにも有用です。そうして査読作業への時間が確保できたら、とにもかくにも論文を読んでみましょう。初回は知らない単語など細かいところは置いておいて、ざっと全体を通しで読みます。ちなみに全部で最低3回は通し読みが必要になると思って臨んで下さい。毎回、確固たる目的を持って通し読みするのが良いですが、初回の目的は要旨をまとめることになります。

　ここで、要旨をまとめるにあたり必ずこの段階でチェックしておかなければならない項目をリストアップしておきます。

【「初回の通し読み」でチェックすべき4項目】
1. 目的：リサーチクエスチョンあるいは検証したい仮説
2. PE (I) CO
3. 研究デザインと主要解析
4. 結論

　これらの項目は、定型的な構造で記述された論文であれば、たいてい決まった場所に書いてあります。ですから、予めある程度当てを持って読むと、作業の効率化に繋がります。

　一つ一つ見ていきましょう。まず1の研究目的。典型的なIntroductionは、図に示すような構造で書かれていることが多いので、通常、研究目的はIntroductionの最終パラグラフあたりに「purpose」「objective」「aim」などの単語とともに明記されているはずです。また、リサーチクエスチョンや仮説に関しても、気の利いた著者であれば「(research) question」、「hypothesis (仮説)」、「hypothesize (仮定する)」などの単語を用いて明記してくれています。これらについて、その単語だけでもマーカーでチェックしておくと後で読み返す時にわかりやすくて便利です。PDFファイル上であれば、検索機能を用いたkeyword検索も作業の効率化にお勧めです。これらが明記されていないようなIntroductionだと、残念ながら、査読者の方で目的やリサーチクエスチョンを読み解かなければなりません。しかし、そのような論文の体裁は科学論文として適切とは言えず、また読者にとっても不親切なので、Introductionを構造化し、目的や仮説を明記するよう提案・要求することも査読者の仕事です。このあたりの、「科学論文としてあるべき体裁」については別項で後述します。

図解　典型的な Introduction の構造

その研究で対象となる疾患やアウトカムおよび要因として測定する変数について、既知の事実とその重要性を先行研究を挙げながら述べる

But(逆接)

(重要なのに)まだ分かっていないこと、あるいは既にある先行研究では不十分であることについて述べる

Therefore(順接)

(以上の事実を受けて)研究を行う目的について述べる

　次に2の PE (I)CO。P は研究対象者 (Participant・Population・Patient など) ですから Method に必ずその詳細が書いてあるはずです。組入れ基準 inclusion criteria とともに除外基準 exclusion criteria もマーカーでチェックしておきましょう。要因・曝露 exposure (E) / 介入 intervention (I)、比較 comparison (C)、結果 outcome (O) についても Method に詳述されているはずですから、それぞれどのように実施・観察されたのか確認しましょう。特に観察研究では、E/C と O の測定のタイミングは結果を解釈するにあたってとても重要な要素なので、必ずチェックするようにして下さい (介入研究では必ず I の実施より O の評価が後に来ます。ただし、介入研究でも O を評価するタイミングは非常に重要です)。3の研究デザインも、原則 Method に書くべきですが、時に Introduction の目的のところに「We conducted this <u>cross-sectional study</u> to assess ～」のようにさらっと書いてあることもあります。また、雑誌にもよりますが、「タイトルや抄録にも研究デザインを明記するべし」となっていることが多いです。なお、本段階では、著者が論文中に記載している通りに研究デザインをチェックしておけば良いですが、実は著者の方で用語の使い方が間違っていたり、同じデザインでも研究者によって呼び方が様々だったりすること

もあるので注意が必要です。あとは、その研究で用いられた主要な統計解析についてもここでチェックしておきます。

　最後に4の結論ですが、結論は抄録やDiscussionの最初のパラグラフ、Conclusionを重点的にチェックしましょう。抄録には必要最小限の結論が、Discussionの最初のパラグラフにはもう少し付加的な説明とともに結果の要点がまとめられているはずです。さらに、Conclusionには、著者がその結果の示唆する最も重要な意義 clinical implications、あるいはその結果を踏まえて今後どういった研究が必要か recommendations for further studies、などが簡潔に述べられていたりします。

2-2. 要旨のまとめ方

　「初回の通し読み」が終わったら、予めマーカーなどでチェックしておいたそれぞれの項目のキーワードについて、テンプレートを利用して整理します。ここでまとめた要旨は、最終的にでき上がる査読レポートの最初のパラグラフに記述することになります。できるだけ簡潔な方がいいので、各項目1文程度にまとめましょう。

　これらは、いずれも査読する上で必須の確認事項ですから、はっきりしない項目が一つでもあれば、明記するよう著者に要請する必要があります。また、あなたの知識や経験からして、論文中に用いられたデザインや解析手法を理解するのに不安があるようなら、その旨を早めに編集者に相談すると良いです。そういう事態はよくあることですので、適切な指示が先方より返ってくるはずです。

要旨用テンプレート（観察研究用）

要　　旨		
タ　イ　ト　ル		
目　　　　　的		
P（対　象　者）		除外基準：
E（要　　　因）		測定のタイミング：
C（比　　　較）		測定のタイミング：
O（主要な結果）		測定のタイミング：
研　　　　究デ　ザ　イ　ン	記述研究　・　横断研究　・過去起点コホート研究　・前向きコホート研究　・　症例対照研究　・その他（　　　　　　　　　　　　）	
主 要 統 計 解 析		
結　　　　　論		

要旨用テンプレート（ランダム化比較試験用）

要　　旨		
タ　イ　ト　ル		
目　　　　　的		
P（対　象　者）		除外基準：
I（介　　　入）		
C（対　　　照）		
O（主要な結果）		評価のタイミング：
研　　　　究デ　ザ　イ　ン	優越性試験　・　非劣性試験　・　同等性試験	
	ランダム化の単位　個人　・　クラスター	クロスオーバー：あり　・　なし
	盲検化のレベル：参加者・介入実施者・データ収集者・アウトカム評価者・データ解析者	
	研究の位置づけ：最終解析・中間解析・サブグループ解析・二次解析・その他（　　　）	
主 要 統 計 解 析		
結　　　　　論		

タイトルや結論がちゃんと研究目的に対応したものになっているかについてもこの作業の中で確認できます。医学論文は、タイトルも含め、原稿全体が結論に向かって論理的に一貫した流れで、かつ客観性を保って展開されていなければなりません。しかし、皆さんも経験があるのではと思いますが、著者というのは自分に都合の良い結果や考えに引っ張られ、得てして冷静で客観的、論理的な記述ができなくなってしまうものです。特に観察研究では、因果関係まで言及するには大きな限界があることが多いのですが、そういった考察も十分になされないまま、あたかもEとOの間の因果関係が証明されたかのような安易な記述がなされた論文を読むことは決して少なくありません。

皆さんは SPIN をご存知でしょうか。SPIN とは、事実を自分の都合の良いように歪めて伝える表現のことで、政治家などが印象操作や論点のすり替えのために用いるテクニックとしてよく知られます。ところが近年、医学論文でもそういった SPIN の存在が問題視されているのです。[1] さらに、実際、そのような表現で読者の印象が左右されてしまうことも報告されています。[2] 中でも、よく見られるのはチェリー・ピッキングと呼ばれる手法です。例えば、臨床試験に関する論文で、好ましい結果の得られなかった主要アウトカムではなく、より都合の良い結果の得られた副次アウトカムやサブグループ解析の結果にフォーカスして抄録や結論を書く行為をこう呼びます。副次アウトカムというのは、本来、サンプルサイズの計算の根拠にならない、あくまで付加的な位置づけの解析結果です。たとえ統計的に有意な結果が得られたとしても、論文として副次アウトカムにフォーカスするというのは科学的に適切なことではありません。さらに、それが事後 post-hoc に行われた解析の結果だとすると、より大きなバイアスリスクを孕んでいます。そういう意味でも、その研究で予め設定された主要アウトカムが何なのか、本段階でチェックしておくことはとても重要なのです。さらに、ランダム化比較試験（RCT）や臨床試験などであれば、事前に設定された主要アウトカムをプロトコールで確認することができます。プロトコールの登録先として、日本では UMIN (University hospital Medical Information Network) [3]

が有名ですが、世界には多くのレジストリがあります。中でも ClinicalTrials.
gov [4] や the World Health Organization International Clinical Trials
Registry Platform (the WHO ICTRP) [5] は主要レジストリに登録されたプ
ロトコール情報を網羅的に収める最大のデータベースを有しており、ここにアク
セスすれば大抵の情報が入手できます。

　いずれにせよ、テンプレートで簡潔に整理された要旨を眺めることで、こう
いった事項も比較的容易に確認できるようになるということが重要です。

SPIN とは、事実を自分の都合の良いように歪めて伝える表現

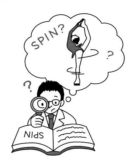

2-3. 医学研究で用いられる主な研究デザイン

　ここで一度、医学研究で用いられる主な研究デザインについて整理しておき
ます。ただ、あくまで概要しか触れませんので、各デザインの理解に不安があ
る場合は、他に良書がたくさんありますから、詳細はぜひそちらでしっかり学ん
でいただきたいと思います。特に、本書における研究デザインに関わる内容の
多くは、福原俊一先生の著書『臨床研究の道標』[6] を大いに参照させていただ
いており、詳細は原本にあたられることをお勧めします。

研究デザインの「型」

出典：福原俊一．臨床研究の道標：7つのステップで学ぶ研究デザイン 第2版．2017．健康医療評価研究機構．下巻 p.18図5-1「研究デザインの『型』」．

　基本的な研究デザインに対する考え方は図に示した通りです。まず、大きく分類を分かつのが、その研究に介入 intervention があるかどうか。介入があれば介入研究 intervention(al) study、なければ観察研究 observational study となります。ここで言う「介入」には、予防や治療目的で行われる医療行為はもちろんのこと、教育プログラムや政策など様々な次元で実施される行為も含まれます。しかし、研究デザインの観点で重要なのは、その行為の主体や内容ではなく、その行為の目的です。すなわち、その行為が研究のために行われるのかどうか。通常診療として行われる行為は介入 (I) ではなく、あくまで観察研究における要因 (E) という理解になります。

　研究者が研究目的に意図して介入を行う介入研究では、対象者をランダム割付けするかどうかでランダム化比較試験 (RCT) と非ランダム化比較試験 (non RCT) に分類されます。一方、観察研究は、比較があるかどうかで分析的研究と記述研究に分かれます。研究対象が一つのグループ (例えば「男性

のみ」など）しかなく、そのグループ内で複数の変数間の相関を見るような場合、分析的研究ではなく記述研究ということになります。次項で詳しく述べますが、分析的研究では必ず対象者が複数のグループ（例えば「男性と女性」など）に分かれていて、グループ間（PECOのEとC）でのOの違い（差や比）について統計的に比較します。

　比較を伴う分析的研究においては、EとOの測定のタイミングが非常に重要となります。同時に測定されていれば（分析的）横断研究 cross-sectional study、異なるタイミングの場合は縦断研究 longitudinal study ということになります。さらに、縦断研究は、コホート研究 cohort study と症例対照（ケース・コントロール）研究 case-control study に分かれます。両者の違いは測定のタイミングがEとOでどちらが先かです。Oが生じる前にEが測定されていればコホート研究、Oが観察されてから遡ってEが同定されるのが症例対象研究になります。さらに言うと、コホート研究には、これから未来に向かってデータを測定する前向きコホート研究 prospective cohort study と、既に測定されたデータを用いて解析する過去起点コホート研究 retrospective cohort study とがあり、研究結果を解釈する上でこの両者の区別も非常に重要です。

　これらの研究デザインには、各々、長所と短所、向き・不向きがあり、一概にどれが一番良いなどとは言えません。EBM（根拠に基づく医療）領域で有名な、Oxford Centre for Evidence-based Medicine は、リサーチクエスチョンのタイプに応じた研究デザインごとのエビデンスレベルのヒエラルキーをわかりやすく表にまとめてくれています。[7] また、EBMと関連した文脈では、図のような、いわゆるエビデンスピラミッドもよく目にします。しかし、これはまた後述しますが、たとえヒエラルキーやピラミッドで最上位にあるメタアナリシスやシステマティック・レビュー、あるいはRCTであっても、全ての研究でエビデンスの質が高いということを意味するわけではありません。個々の研究でバイアスのリスクなど、エビデンスの質は様々なのです。したがって、査読の際など、用い

られた研究デザインだけでエビデンスの質を評価してしまうのは科学的に適切ではないということも頭に入れておいていただきたいと思います。

EBM の文脈でよく用いられるエビデンスピラミッド

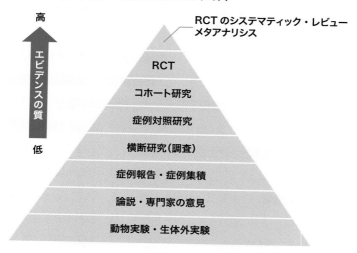

↑このように、用いられた研究デザインだけでエビデンスの質を評価してしまうのは適切と言えません。

参考までに、各々のデザインの特徴を表にまとめておきます。査読以外でも、皆さんが自身の研究計画を立てる際など、参考にしていただけたらと思います。なお、ここに記載した用語や内容は、いずれも最低限押さえておくべき項目であり、理解に不安があるものがあれば、成書でも確認するようにしましょう。

研究デザインの「型」の特徴

介入研究（特に RCT）

デザインの型	長所	短所	適したセッティング
介入研究 （特に RCT）	因果が示せる、内的妥当性の成立	ハードル高い（コスト、倫理、時間、統計など）、限定的外的妥当性、ホーソン効果	予防や治療の効果・害を調べる

観察研究

デザインの型	長所	短所	適したセッティング
症例報告・症例集積 記述的横断研究	仮説の基盤となる、時間かからない	因果関係不明	稀な疾患や診療の実態を調べる疫学調査や質問票調査、相関を見る
分析的横断研究	仮説の基盤となる、時間かからない	要因とアウトカムの時間的順序が分からない（逆の因果の可能性）	診断性能を調べる、生態学的研究
症例対照研究	要因とアウトカムの時間的順序が明確、時間かからない	選択バイアス、情報バイアス、未測定交絡、リスク比出ない	稀なアウトカムの要因を調べる
コホート研究	要因とアウトカムの時間的順序が明確、稀な要因も調べられる	稀なアウトカムは不向き	リアルワールドデータの活用、予測モデルの開発と検証
過去起点	時間かからない、コストかからない	未測定交絡、脱落、データ欠測	質の高いデータベースが既にある
前向き	方法の標準化や測定項目の検討が可能	未知の交絡、時間かかる、ホーソン効果	新奇性の高い要因をこれから調べる

さて、ここで改めて強調しておきたいのが、EとOの測定のタイミングの重要性です。研究デザインの型を区別する上で、介入や比較があるかないかの判断はあまり難しいことではありません。論文を読めば大抵すぐにわかりますし、著者自身が間違えることもそうないでしょう。しかし、測定のタイミングを理解することは時に複雑で、査読者が意識して情報収集しないと誤った解釈に繋がることがあります。例えば、わかりやすい例として、前向きコホート研究として行われる研究プロジェクトの中で、主要解析とは別に、得られたデータを二次利用して行われる研究があります。その場合、主要解析部分はもちろん前向きコホート研究でよいのですが、プロトコールにない二次解析の場合、研究の性質としては過去起点コホート研究、あるいは横断研究の場合だってあり得ます。ところが、論文中には「前向きコホート研究」とだけ記載されていることも少なくありません。査読者としては、そのような著者の記載だけを鵜呑みにせず、測定のタイミングなどその研究の性質に基づき適切なデザインを判断した上で、上述の特徴に応じ研究結果を解釈しなければなりません。もし、査読論文で行われた研究の性質が過去起点コホート研究なのであれば、致命的な未測定交絡 unmeasured/unobserved confounder がないか、横断研究なのであれば因果の逆転 reverse causality の可能性がないかなど、そのデザインに内在する限界も含めて結果を解釈する必要があるのです。ですから、テンプレートに記載する際にも、「研究デザイン」の項目には論文内に記載された通りの研究デザインの型に加えて、EとOの測定のタイミングなどをもとに皆さんが自分で考えた、性質として最適と思われる研究デザインの型も必ず区別して記録しておくようにしましょう。

Column　見えない邪魔者、未測定交絡

　望ましい方法で行われたRCTでは、測定・未測定にかかわらず交絡因子の分布は群間でバランスが取れるので、異なるのは唯一介入の割付けだけであり、介入効果を推定する上で、交絡調整を行う必要がありません。このように、内的妥当性が成り立つという意味では最も優れるRCTですが、本文中の表にも記載した通り、様々な点で、自分で実施するにはとてもハードルが高い研究デザインと言えます。では、RCT以外に予防や治療の真の効果を知ることはできないのでしょうか。ここで最も問題になるのが、ランダム割付けでない研究デザインで生じる未測定交絡の影響です（ちなみに、ランダム割付けはバイアスへの対処ではないため、ランダム割付けでないことで、よりバイアスが問題になるわけではありません）。交絡の影響というのは、その因子をちゃんと測定できさえすれば適切な解析手法を用いて補正することができました。しかし、現実問題、実施された研究の中で全ての交絡因子を測定できたと言えることはなかなかありません。また、常に未知の交絡因子が存在する可能性があります。

　観察研究で治療効果を調べるという時に、特に問題となるのが適応交絡 confounding by indication です。[1] よくある例として、過去起点コホート研究で「手術した群」（E）と「手術していない群」（C）の間で生存率（O）を比較するとします。その結果、「手術した群」で有意に生存率が良かったとして、それを単純に手術の効果と言えるでしょうか。臨床的に考えて、「手術した群」は手術できるくらい全身状態が良かったことが想定され、一方の「手術していない群」には手術したくても（全身状態の問題で）手術できなかった人が一定数含まれているはずです。そして、きっとこの差がアウトカムである生存率に大きく影響しているはずです。これが適応交絡と呼ばれるもので、アウトカムに影響する「全身状態」が要因である治療選択にも影響しているのです（厳密には「全身状態」以外にも、経済状態や同居家族の有無、学歴など複数の因子が適応交絡として影響すると考えられます）。適応交絡は、この例のように治療効果を過大評価させる向きに影響する時が特に問題になります。査読者としても、適応交絡の可能性についてはいつも検討項目に入れておくことが望ましいです。

　なお、適応交絡を選択バイアスと混同している人がいますが、ちゃんと測定できればその影響を補正できるので、（交絡以外の）バイアスとは異なります（概念モデルを描いて「全身状態」がどこに位置するか見れば交絡因子であることがわかりますよね！）。[1]

【参考文献】
1) 福原俊一. 臨床研究の道標：7つのステップで学ぶ研究デザイン 第2版. 2017. 健康医療評価研究機構.
　・適応交絡について　☞下巻 p47, p86
　・交絡以外のバイアスと交絡の違いについて　☞下巻 p87

2-4. 医学研究で用いられる主な統計解析

　ついでに、医学研究でよく用いられる統計解析についてもここで整理しておきます。ただ、統計も詳しい解説はそれだけで本数冊分になってしまいますから、本書では査読者として押さえておくべきポイントをできるだけ簡潔に解説します。

　さて、皆さんは自身で研究を行う際、使用する統計解析をどのように決めているでしょうか。

　「生存率を比較したいから……、Kaplan-Meier曲線を描いてlog-rank検定、さらにCox回帰で交絡因子の調整！」

　きっと、このように習慣的に1対1対応で決めている方も多いのではないかと思います。この思考のプロセスをもう少し統計的に言うと、皆さんが検討しているのは「アウトカムの種類（と分布）」、そして「交絡調整の有無」ということになります。まずは、ここでキーとなる交絡 confounding という概念について復習しておきましょう。

図解　概念モデルで示す交絡因子・予後因子・中間因子

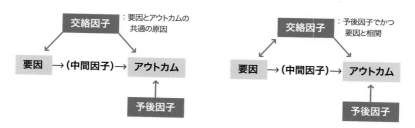

　EとO、そしてこれらの関係性に影響を及ぼす「第三の因子」と呼ばれる因子（交絡因子 confounder・中間因子 intermediate variable・予後因子 prognostic factor など）を含め、因果の方向性を図のように矢印を用い簡潔に表現したポンチ絵を「概念モデル」と呼びます（疫学の因果推論における因果ダイアグラム Directed acyclic graph [DAG] に相当）。第三の因子の中

でも、特に交絡因子は、本来見たい「EとOの真の関係性」を歪めてしまうため、これらの関連を調べるにあたり特に配慮が必要なのでした。概念モデルの中の位置づけを見ながら、『臨床研究の道標』にもあった「交絡因子の3条件」を思い出しましょう。

【交絡因子の3条件】
1. 交絡因子はアウトカムに影響を与える
2. 交絡因子は要因と比較対照のどちらかのグループに偏って存在する
3. 交絡因子は要因の結果（中間因子）ではない

　よく用いられる「飲酒と肺がんの関連」の例で説明すると、肺がんの予後因子である喫煙は飲酒とも関連することが知られています（飲酒する人ほどよくタバコを吸う）。一方で、因果関係として、飲酒の結果タバコを吸うわけではありません（つまり、中間因子ではない）。したがって、喫煙は上記3条件全てを満たすことになり、「飲酒と肺がんの関連」における交絡因子にあたります。たとえ、飲酒量が多い人ほど肺がんの発症が多いという結果が得られたとしても、喫煙が強く影響していると考えられ、その影響を取り除かないことには真の「飲酒と肺がんの関連」はわからないのです。
　医学研究において交絡調整が必要になるのは、概念モデル上で、EやOの上流に存在し両者の共通の原因となる因子、あるいは、Oの予後因子でかつEと相関のある因子（飲酒と肺がんにおける喫煙がこれに相当）ということになります。
　以上を踏まえて、医学研究で用いられる主な統計解析に関して、先程の「研究デザインの型」と結び付けてもう少し掘り下げていきましょう。

主な統計解析：交絡調整なし

解析の目的	反復測定やマッチングの有無	アウトカムの種類	確率分布	比較する群の数	適切な統計解析
比較する	なし	連続変数	正規分布	2	対応のないt検定
				3以上	一元配置分散分析
		連続変数・離散変数(計数データ)	非正規分布	2	マン・ホイットニーのU検定
				3以上	クラスカル・ウォリス検定
		カテゴリー変数	非正規分布	2以上	ピアソンのカイ2乗検定、フィッシャーの正確確率検定
	あり	連続変数	正規分布	2	対応のあるt検定
				3以上	反復測定分散分析
		連続変数・離散変数(計数データ)	非正規分布	2	ウィルコクソンの符号順位検定
				3以上	フリードマン検定
		カテゴリー変数	非正規分布	2	マクネマー検定
		生存時間(打ち切りあり)	非正規分布	2以上	ログランク検定、一般化ウィルコクソン検定
相関を調べる		連続変数	正規分布		ピアソンの積率相関係数
		連続変数・順序変数	非正規分布		スピアマンの順位相関係数
		2値変数	非正規分布		ケンドールの順位相関係数、カッパー係数

主な統計解析：交絡調整あり

反復測定やマッチングなどグループ内相関の有無	アウトカムの種類	確率分布	適切な統計解析
なし	連続変数	正規分布	線形回帰モデル
		非正規分布	線形回帰モデル（アウトカムを対数変換などして正規分布に近似）
	2 値変数	非正規分布（二項分布）	ロジスティック回帰モデル
	名義変数（3 値以上）	非正規分布	多項ロジスティック回帰モデル
	順序変数（3 値以上）		順序ロジスティック回帰モデル
	離散変数（計数データ）	非正規分布（ポアソン分布、負の二項分布）	ポアソン回帰モデル、負の二項回帰モデル
あり	連続変数・離数変数（計数データ）・カテゴリー変数（3 値以上）	正規分布・非正規分布	変量効果モデル、一般化推定方程式
	2 値変数	非正規分布	条件付きロジスティック回帰モデル
	生存時間（打ち切りあり）	非正規分布	コックス比例ハザードモデル

出典：Byrne DW 著. 木原正博, 木原雅子 訳. 国際誌にアクセプトされる医学論文 一流誌査読者調査に基づく「再現性のある研究」時代の論文ガイド 第 2 版8). 2019. メディカル・サイエンス・インターナショナル. pp106-107 図16.1「よく用いられる統計学的手法のフローチャート」より改変して引用

　まずは、介入研究について。介入研究の中でも RCT は、原則、比較するための条件を群間で揃えることができる(内的妥当性 internal validity が成り立つ)ので、交絡への対処(交絡調整)は不要ということになります。したがって、その研究で見たい O の種類と分布に基づき、表中の「交絡調整を行わない統

計解析」から最適のものが選択されます。とは言っても、実際には、組入れ人数が少ない場合など、ランダム割付けをしても群間で交絡因子の分布に偏りが生じることはあり得ます。この偏りはあくまでランダムに生じたもの（つまり、偶然誤差）であり、必ずしも調整する必要はないと考えられますが、多変量解析でこれらの偏りを調整した効果推定を行うこともももちろん可能です。このような解析はしかし、結果を見てから行う post hoc 解析としてではなく、事前 a priori に想定しプロトコールに記載して、原則その通りに行うのが良しとされます。

　他方、介入研究には、準ランダム化比較試験 quasi-randomized controlled trial と呼ばれるデザインがあります。準ランダム化比較試験では、正式なランダム化の代わりに曜日や患者番号などが利用され治療の割付けが行われます。このような割付けは一見ランダム化と同等に思えるものもありますが、そこはあくまで「準ランダム化」、解析や解釈する上では必ず RCT とは区別して考えられなければなりません。原則、準ランダム化比較試験では群間で交絡因子の均等な分布は担保されず（内的妥当性は成り立たず）、他の非ランダム化比較試験と同様、交絡調整が必要となります。したがって、RCT 以外の介入研究論文に対しては、基本的に本書の観察研究用のスキームを当てはめていただくと良いでしょう。

Column　未測定交絡への対処①　操作変数法

　さて、これら未測定交絡の影響に対処するための解析手法が、実は RCT 以外にもいくつか存在します。いずれも、使う時は条件付きになりますが、とても強力な手法ですのでぜひ知っておいて損はないと思います。ここでは、操作変数法、自己対照デザイン、差分の差分分析、分割時系列デザイン、回帰不連続デザインについてご紹介します。ちなみに、RCT を実験的研究デザイン experimental study と呼ぶのに対して、これらを準実験的研究デザイン quasi-experimental study と呼ぶことがあります。準実験的研究デザインが介入研究なのか観察研究なのかは解釈が統一されていませんが、もし査読する論文に「準実験的研究デザイン」とあった場合は、「治療・要因が研究のために行われていれば介入研究、そうでなければ観察研究」という基本的な本書のスタンスで臨んでいただいて問題ないと思います。

●操作変数法 instrumental variable analysis

操作変数 instrumental variable（IV）とは耳馴染みのない言葉ですが、一体どんな変数のことを指すのでしょうか。図の概念モデルを見てください。図1は、未測定交絡の影響で通常の回帰分析では治療効果を正確に推定できない状況を表しています。図2には、そこにさらにそのIVなるものが書き加えられていますが、IVとは、治療あるいは要因・曝露を規定する因子で、かつ、アウトカムにはそれらを通してしか影響を与えず、未測定交絡とは無関係の変数のことを言います。このようなIVが見つかれば、無視できない未測定交絡の存在下であっても操作変数法を用いた効果推定が可能になります。[1][2]

図解　概念モデルで示す操作変数

図1.

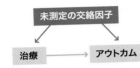

図2.

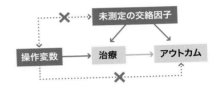

【操作変数の3条件】

1. 治療・要因と十分に強く相関する
2. 治療・要因を通してしかアウトカムに影響しない
3. 未測定の交絡因子とは関連しない

言い換えると、上記3条件を満たす変数がIVということになるのですが、わかりやすい例として、RCTで行われるランダム割付けは理想的なIVと考えられます。なぜなら、治療への割付けは治療を規定する因子ですから当然治療と強く相関します（1が成立）。そして、割付けがきちんと盲検化されていれば、治療を介してしかアウトカムに影響を与えません（2が成立）。さらに、割付けはランダムなので、未測定の交絡因子とは関連しません（3が成立）。ランダム割付けのようにこの3条件を満たす理想的なIVがあれば、二段階最小二乗法などの統計手法を用いて未測定交絡の影響を取り除いた治療効果の推定ができるのです。最近は、医療分野でもデータベース研究が盛んですが、データベース研究ではつきものの未測定交絡の問題に対処するべく、操作変数法が利用されているのをよく目にするようになりました。なかなか理想的な変数を見つけるのは大変なのですが、これまで医学研究の中でIVとしてよく用いられているものとして以下のようなものがあります。

① 医療機関へのアクセス・距離
② 病院や医師の治療に対する好み・治療歴
③ 地域ごとの異なる治療法の頻度・割合
④ 治療の行われたタイミング（年や曜日など）
⑤ 遺伝子多型（メンデルランダム化 [3]）

　先程「ランダムな治療への割付け」は理想的な IV だと言いましたが、ここに挙げた①
〜⑤は、実はいずれも理想的とは言い切れません。というのも、IV の条件のうち、1を満
たすかどうかは統計指標（F 統計量）を用いて検定することができるのですが、2や3につ
いて（つまり、図2の × を付けた経路が存在しないということ）はデータから確認するすべ
がないのです。したがって、条件2や3を満たすかどうかの判断は、一般的に、臨床的
メカニズムに基づく推測で行われることになります。しかし、残念ながら、これらを完全に
満たすと考えられる変数というのはなかなかありません。この限界もあって、操作変数法
は、主解析というより副解析や感度解析の一部として用いられることが多いです。この解
析手法の最大の課題はいかに条件を満たす理想的な IV を見つけられるか、なので、査
読者としてこのような論文に出会った場合も、用いられた IV が妥当なのか検討するように
しましょう。

【参考文献】
1) Maciejewski ML. et al. Using instrumental variables to address bias from unobserved
confounders. JAMA. 2019;321(21):2124-2125.
2) Desai RJ. et al. Association of osteoporosis medication use after hip fracture with
prevention of subsequent nonvertebral fractures: an instrumental variable analysis. JAMA
Netw Open. 2018;1(3):e180826.
3) Emdin CA, Khera AV, Kathiresan S. Mendelian Randomization. JAMA. 2017;318(19):1925-
1926.

　観察研究で複数の事象の関連性 association について調べる場合には、何ら
かの形で交絡の影響に対処する必要があることは、もはや言うまでもないでしょ
う。交絡への対処法は複数ありますが、最も広く行われているのは回帰モデル
regression model を用いた多変量解析 multivariable analysis です。ま
た、交絡因子による層別化 stratification や マッチング matching も交絡へ
の一つの対処方法です。ただし、層別化ではかなり限られた数の因子にしか
対応できないのと、層別化することでサンプルサイズが大幅に減ってしまうこと

から、層別化が交絡への対処の方法としてメインの解析になることはまれです。交絡因子で比較群をマッチングする場合にも、やはりマッチングできる因子の数には限りがあり、交絡因子による層別化やマッチングは多変量解析と組み合わせて使用されることが多いです。また、多変量解析では、イベントの数（Oを生じた/生じなかった人の数）に応じて回帰モデルに含められる共変量の数に制限が出ます。サンプルサイズが大きい研究の場合ならモデルで調整する交絡因子の数はあまり問題にしなくてもよいですが、イベント数に比して検討する交絡因子の数が多い場合には何らかの対処が求められます。その場合、複数の交絡因子を傾向スコア propensity score (PS) にまとめてしまって、多変量解析の共変量 covariate として扱ったり、マッチング PS matching や逆確率重み付け inverse probability weighting (IPW) などの解析に利用したりすることもできます。交絡への対処として、交絡因子や傾向スコアによるマッチングを行い、多変量解析は行わない場合は、表中の「交絡調整を行わない統計解析」から「マッチングあり」のものが選択されることになります。

　他方、観察研究の中には、関連性 association を調べる目的で行われないものもあります。前項でも述べましたが、記述研究であれば年齢や性別、人数などの分布を示す要約統計量の記述（記述統計 descriptive analysis）のみですし、記述的横断研究（そう多くはないですが、記述的縦断研究という型もあります）であれば要約統計量の記述に加え、変数間の相関 correlation（直線的な関係性の強さを相関係数に基づき検討）について調べられたりしますが、比較（統計解析を用いた群間の差や比の検定および区間推定）は行われません。また、最近流行りの、ビッグデータと機械学習に基づき診断や予後に関する予測モデル clinical prediction model を開発するような研究においては、最大の興味の対象は予測の精確性 accuracy やモデルの当てはまりの良さ goodness of fit であって、因果関係の解明は主目的でない場合があります。予測モデルの構築のために回帰モデルによる多変量解析が利用されることもありますが、因果推論 causal inference の手段として用いられる多変量解析とは

ニュアンスが異なります (☞第3章3節参照)。

Column　　**未測定交絡への対処②　自己対照デザイン**

●自己対照デザイン self-controlled design/case-only design

　未測定交絡に対処するもう一つの解析手法が自己対照デザインです。自己対照デザインとは、文字通り比較対象を自分に置く方法です。簡単に言うと前後比較、つまり、治療・要因に曝露される前と後、あるいはアウトカムを生じる前と後の自分を比較する方法です。比較対象が自分なので背景因子は同じでしょ、ということです。自己対照デザインを用いた解析には、ケース・クロスオーバー研究やセルフコントロールド・ケースシリーズ研究など、いくつかの方法があります。[1] [2] これらの解析手法を採用するのに適した研究のセッティングは、特に前者では、治療や要因・曝露が一時的で一過性、あるいは間欠的で、かつアウトカムが突然発症 (発症のタイミングが明らか) の場合になります。例えば、喘息発作とその治療。喘息発作に対する治療は発作の時しか行わず、効果も一時的 (持ち越し効果 carryover effects が限定的)、また発作は急に起こるので発症のタイミングを正確に捉えることができる、という具合です。逆に、認知症などのようにいつ発症したかわかりにくい疾患に適用するのは難しいです。最近は、レセプトデータなど、ビッグデータを用いた観察研究で薬の効果や副作用を調べるといった、薬剤疫学と呼ばれる領域の研究で、本手法がよく利用されています。ただし、注意する必要があるのが、このデザインで対処できる未測定交絡は、時間に非依存性のものだけということです。「タイミングの異なる自分同士の比較」なので、もし時間に依存して変わり得る交絡因子 time-dependent / time-varying confounding があればこの比較を邪魔することになります。しかし、そんな場合でも、ちゃんと時間依存性交絡として測定できていれば、回帰モデルなどで調整することはできます。治療・要因やアウトカムの発生頻度が何らかの周期を持って異なる、周期性・季節性 seasonality はよく知られる現象ですが、こちらも測定できればモデルで調整することが可能です。例えば、喘息発作だと、春・秋や夏・冬では生じる頻度が異なることは臨床的に既知の事実ですよね。また、自己相関 autocorrelation も問題となります。例えば、曝露に自己相関があると、一度曝露を受けた人はもう一度曝露を受けやすくなったり、繰り返し生じるアウトカムに自己相関があれば、アウトカムを起こした人は何度もアウトカムを起こしたりという事象も臨床上よく経験されます。その他、この解析手法特有の注意点に関して、以下の文献に詳しく記載されており、査読の際にも役に立つと思うので、ぜひ読んでみて下さい。[3] [4]

【参考文献】

1) Gault N. et al. Self-controlled designs in pharmacoepidemiology involving electronic healthcare databases: a systematic review. BMC Med Res Methodol. 2017;17(1):25.

2) Takeuchi Y. et al. A comparison of estimators from self-controlled case series, case-crossover design, and sequence symmetry analysis for pharmacoepidemiological studies. BMC Med Res Methodol. 2018;18(1):4.
3) Mittleman MA, Mostofsky E. Exchangeability in the case-crossover design. Int J Epidemiol. 2014;43(5):1645-55.
4) Maclure M. et al. When should case-only designs be used for safety monitoring of medical products? Pharmacoepidemiol Drug Saf. 2012;21 Suppl 1:50-61.

　最後に、Oの種類とその分布（仮定する確率分布）についても少し確認しておきましょう。医学論文でよく扱われる、変数としてのOは、解析上の性質として量的変数（数値）と質的変数（カテゴリー）の2種類に大別することができます。さらに、量的変数には大きく分けて連続変数 continuous variable と離散変数 discrete variable の2種類あります。あまり耳馴染みがないかもしれませんが、離散変数というのは、例えば、回数（計数データ count data）のように、飛び飛びの値だけを取る変数のことを言います（回数だと0か正の整数値しか取りませんね）。離散変数も、取り得る値が非常に多い場合、連続変数として扱うことができます。そうでない場合は、仮定する確率分布が連続変数と異なります。一方、質的変数、つまりカテゴリー変数 categorical variable の中には、純粋にグループ分け目的のために使用される名義変数 nominal variable と、グループ分けにさらに順序という概念も含めた順序変数 ordinal variable があります。なお、2値変数 binary variable というのは名義変数でも順序変数でもあり得ますが、グループが二つだけのカテゴリー変数を指します。

　指標としてのOの種類には大きく分けて次の3種類あります。割合 proportion （有病割合や発生割合など：一時点、あるいは定められた期間内でのOを一括りにして測定）と率 rate （発生率や生存率など：「速さ」、「遅さ」といったOが起こるまでの時間的要素を含む）、そしてスコア（QOLや症状スコアなど）や検査値（血圧やCRPなど）といった測定データです。群間で比較する場合はこれらの差や比を調べるのでしたね。

　仮定されるOの確率分布は変数としての種類によって変わります。例えば、

連続変数なら正規分布 normal distribution、2値変数なら二項分布 binominal distribution、離散変数ならポアソン分布 Poisson distribution、など（←これら三つの確率分布の理解に不安がある場合はぜひ一度でいいので成書でチェックされることをお勧めします。いずれもとても重要な概念ですがそこまで難しい話ではありません）。ただし、これは決して1対1で決まっているというわけではありません。研究者には、Oのデータを見て実際の分布を確認し、仮定する確率分布を大きく逸脱していないかまで確認することが求められます。連続変数のOに対し線形回帰モデルを適用するべくいざ分布を確認すると、正規分布（平均値付近の頻度が最も多く、そこから離れるに従って左右対称に頻度が減少する釣鐘型の分布で、平均と分散により規定される）よりもかなり歪んだ skewed 分布をしていた、なんてことはよくあります。線形回帰モデルが適用されるための条件として、残差（Oの実測値と回帰モデルによる予測値の差）の正規性が保たれなくてはいけません。アウトカムが QOL などのスコアや CRP などのバイオマーカー、またサンプルサイズが少ない場合（特に20未満）は正規分布しにくいことが知られています。なお、パラメトリック・ノンパラメトリックという単語を聞いたことのある方も多いかもしれませんが、正規分布が仮定できる場合をパラメトリック、それ以外をノンパラメトリックと言います。サンプルサイズが少ない場合、ノンパラメトリック検定が推奨されるのは上記の理由のためです。

　以上、やや小難しい話もありましたが、統計解析について査読者としてぜひ知っておいていただきたい原則的事項を述べました。これらの原則から著しく逸脱すると考えられる解析が用いられていた場合には、やはり査読者として著者にその旨を指摘・確認することが大切です。ただし、どこまで厳しく要求するかに関しては雑誌のレベルにもよるところがあり、正直、線引きが難しいです。特に臨床寄りの雑誌であれば、ある程度許容されているのが実情ではないかなと思います。もちろん、査読者としては妥協する必要もないと思いますが。

【参考文献】

1) Boutron I. et al. Reporting and interpretation of randomized controlled trials with statistically nonsignificant results for primary outcomes. JAMA. 2010;303(20): 2058-64.

2) Boutron I. et al. Impact of spin in the abstracts of articles reporting results of randomized controlled trials in the field of cancer: the SPIIN randomized controlled trial. J Clin Oncol. 2014;32(36):4120-6.

3) UMIN Clinical Trials Registry (UMIN-CTR) https://www.umin.ac.jp/ctr/index-j.htm

4) ClinicalTrials.gov https://clinicaltrials.gov

5) The World Health Organization International Clinical Trials Registry Platform https://www.who.int/ictrp/en/

6) 福原俊一. 臨床研究の道標：7つのステップで学ぶ研究デザイン 第2版. 2017. 健康医療評価研究機構.

7) OCEBM Levels of Evidence https://www.cebm.net/2016/05/ocebm-levels-of-evidence/

8) Byrne DW 著. 木原正博, 木原雅子 訳. 国際誌にアクセプトされる医学論文 一流誌査読者調査に基づく「再現性のある研究」時代の論文ガイド 第2版. 2019. メディカル・サイエンス・インターナショナル.

Column　未測定交絡への対処③　差分の差分分析

●差分の差分分析 difference-in-differences analysis (DID)

　前のコラムで述べた自己対照デザインは同じ個人のレベルでの前後比較ですが、差分の差分分析は同じ集団を治療・要因の前後で比較するための解析手法になります。公共政策のように、公平性などの問題から、地域ごとに異なる政策を行ってそのアウトカムを比較するという実験的デザインが現実的でない場合はよくあり、そういったケースで本手法が使用できると大変有用です。しかも、差分の差分分析の背景にある理屈はとてもシンプルです。下の図を見てみましょう。

図解　差分の差分分析

図1. 単純な前後比較

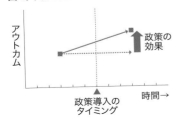

図2. 差分の差分分析

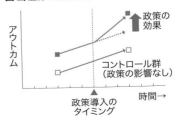

この解析手法が単純な前後比較デザイン pre-post test design と違うのは、ちゃんと**コントロール群を設定して変化の程度を比較**する点です。[1] [2] [3] 単純な前後比較では「もし政策が導入されなければアウトカムに経時的変化は認めない」との仮定に基づき効果の推定が行われますが、現実問題そのような状況は考えにくいですよね。差分の差分分析が優れているのは、「介入群における政策導入前後のアウトカムの変化」から「コントロール群における経時的変化分」を差し引いたものを政策の効果として推定する点です。実際の解析では、政策導入の前か後かというタイミングと政策のあり・なしを**交互作用項 interaction term** として回帰モデルに入れ込みます。どうですか？　そこまで難しい話ではないですよね。ただし、この手法で正しく効果推定できるためには二つの満たされるべき仮定があります。一つは平行トレンド仮定 parallel trends assumption というもので、もし政策が導入されなければ両群のアウトカムの経時的変化（前頁図の傾き）は平行だというもの。もう一つは、共通ショック仮定 common shocks assumption といって、政策が導入される前と後のアウトカム測定時点の間で、政策導入以外でアウトカムに影響を与えるような共介入 co-intervention や共曝露 co-exposure がないか、あったとしてもその影響が同じと仮定するというものです。前者に関しては、政策導入前のアウトカムの経時的変化が両群で統計的に変わりなければ良し、と一般的に考えられています。一方、後者に関してはデータで示せることではないので、事象から推測することになるのですが、そう想定できる**適切なコントロール群を持ってこられるかが本手法を適用する際のキモ**になります（つまり、選択バイアスの中でもサンプリングバイアスの問題）。査読者としても、コントロール群の選択に関して、上記二つの仮定を満たすと考えられるか、必ず確認するようにしましょう。その他、介入群からコントロール群への介入の波及効果 spillover effect がないかなど、チェックすべき項目のリストが以下の文献4）にわかりやすくまとめられていますので、査読の際にはぜひ参考にして下さい。

【参考文献】

1) Dimick JB, Ryan AM. Methods for evaluating changes in health care policy: the difference-in-differences approach. JAMA. 2014;312(22):2401-2.

2) Rajaram R, et al. Association of the 2011 ACGME resident duty hour reform with general surgery patient outcomes and with resident examination performance. JAMA. 2014;312(22):2374-84.

3) Patel MS, et al. Association of the 2011 ACGME resident duty hour reforms with mortality and readmissions among hospitalized Medicare patients. JAMA. 2014;312(22):2364-73.

4) Ryan AM, Burgess J, Dimick, JB. Why We Should Not Be Indifferent to Specification Choices for Difference-in-Differences. Health Serv Res. 2015;50(4):1211-35.

Column　　　回帰モデルの当てはめに必要な前提条件

　観察研究で因果効果の推定を行う上で、回帰モデルを用いた多変量解析による交絡調整が重要であることは、皆さんももう十分おわかりのことと思います。実際、それを反映するように、昨今、様々な医学研究論文で多変量解析が多用されています。しかし、解析に回帰モデルを適用するためには、実は、いくつかの満たされるべき条件や仮定 assumption があることをご存知でしょうか。案外、ここをすっ飛ばして解析されている方が多いのではないかと思います。というのも、仮に満たさなくとも統計ソフトはデータさえあれば何らかの結果をはじき出してくれるからです。

　ここでは、回帰モデルの基本である、線形回帰分析について述べます。線形回帰分析の原理として、最小二乗法 ordinary least squares (OLS) という計算方法が用いられているのですが、この OLS が用いられるためには、「アウトカムが連続変数である」という良く知られた原則以外に、以下の3つの前提条件が必要です。

【線形回帰分析が成立するための3条件】
1. 連続変数の共変量は全てアウトカムと**線形 linearity** の関係にある（→回帰モデルに入れる前に確認が必要）
2. 各々のデータは**独立**である（ある人のデータが他の人のデータに影響を与えない（→**級内相関 intraclass correlation** のあるデータだと問題）
3. **誤差項 error term の正規性・等分散性**（→当てはめたモデルの**残差 residual** について分布と分散を確認する）

　これらが満たされないまま回帰モデルを当てはめてしまうと誤った推定に繋がります。線形回帰以外の回帰分析でも、それぞれで当てはめるモデルが成立するために必要な前提条件があります。このあたり、以下の文献にかなり詳しく、それでいて比較的平易に書かれていますので、一読をお勧めします。

【参考文献】
1) Mitchell HK 著. 木原雅子・木原正博 監訳. 医学的研究のための多変量解析　一般回帰モデルからマルチレベル解析まで. 2008. メディカル・サイエンス・インターナショナル.

●3節　研究の意義を評価するためのフレームワーク

┌─ 本節の目的と目標
│ **1. 研究意義に関する評価項目を理解する**
│ **2. 研究意義についてテンプレートを活用してまとめる**
└

3-1. 研究の意義・重要性

　本段階では、査読する論文について研究としての全体的な意義や重要性を評価します。では、改めて先程の「初回の通し読み」でまとめた要旨を見てみましょう。いくつかある要旨の構成要素の中で、研究の意義を判断する際にキーとなる、最も重要な項目はどれになりますか。「意義」と言うと少し漠然としているのでもう少し具体的に捉えると、「なぜその研究が行われたのか」、「テーマや目的、リサーチクエスチョンは当該の領域あるいは文脈の中でどのような役割を持つのか」、「得られた研究結果はその領域や文脈でいかに貢献するのか」、といったところでしょうか。ということは、そうです、研究の「目的」とそれに対応する「結論」にあたる部分です。洗練された解析手法を駆使し、いかに華麗に統計的有意差を見出していようとも、この部分が弱ければ、当然論文としては掲載するに値しないという判断にも繋がり得ます。このように、研究の意義や重要性は、論文掲載の採否に大きく関わる、査読の最重要パートの一つなのですが、査読者一人一人の個人的な経験や立場、哲学が大いに反映される、非常に主観的なパートでもあります。正解やゴールドスタンダードなどがあるわけではなく、各査読者の裁量に全面的に委ねられています。Peer review ならではの多様性が発揮される部分ではありますが、それだけに査読経験があまりない研究者にとっては負担の大きい作業ではないかと考えます。

　このような状況を踏まえて、本節では、特にまだあまり査読経験がない方が研究意義を評価する際の一つの指針となるようなフレームワークを紹介させて

いただきます。読者の方全員がこのフレームワークに倣う必要はないとも思いますが、知っておけば今後査読を引き受けるたび、皆さんの中の複数ある引き出しの一つとして活用いただけるのではと考えます。

3-2. PIONEERチェック

FINERチェックやFIRM²NESSチェックをご存知でしょうか。これらは、研究を計画する際に、リサーチクエスチョンがより洗練されたものになるよう研究者が確認すべき評価項目の頭文字を組み合わせてできた造語です。Hulley B Stephen先生の提唱するFINERに福原俊一先生が項目を追加してFIRM²NESSとされました。[1]

FINERとFIRM²NESS

F easible	実現可能性	
I nteresting	真に興味深く	
R elevant	切実な問題	
M easurable	科学的に測定可能な	
M odifiable	要因・介入が修正可能な、アウトカムが改善可能な	
N ovel	独自性があり	
E thical	倫理的で	
S tructured	構造化された	
S pecific	具体的・明確な表記を用いて	

出典：福原俊一．臨床研究の道標：7つのステップで学ぶ研究デザイン第2版．2017．健康医療評価研究機構．上巻 p28.

　見ておわかりいただける通り、いくつかの項目は、論文を査読する際に研究意義や重要性を評価するためのチェック項目にもなります。福原先生の不肖の弟子である私が、ここにさらに査読で評価すべきいくつかの項目を追加して

PIONEER としました。「パイオニア pioneer」が「開拓者・先駆者」を意味するように、「査読者は PIONEER チェックにより論文の研究としての意義や重要性を見出し、編集者や著者、読者に伝える」という意味合いを込めています。

PIONEER チェック

P otential	潜在性
I nteresting	興味深さ
O riginal	独創性
N ovel	新奇性
E ffective	効果の大きさ
E thical	倫理性
R elevant	切実性

① Potential 潜在性

日本語でも隠れた能力、あるいはまだ顕在化していない能力の高さを説明するのに「ポテンシャルが高い・低い」と言いますが、ここでは研究としての秘めた発展性・将来性の高さについて評価します。中でも特に以下3点について着目してみましょう。

【P：潜在性の三つの評価基準】
1. 現行のプラクティスを変え得るか
2. 次の研究に繋がる根拠 rationale となるか
3. これまでになかった全く新しい研究領域を開拓するか

② Interesting 興味深さ

FINER や FIRM²NESS にも含まれる項目であり、研究意義を評価するにあたり興味深さが重要であることは説明するまでもないでしょう。意外性や驚き、「これを知りたかった！」という共感、メッセージ性なども興味深さの評価の対

象として捉えていただくと具体的に理解しやすいかもしれません。

③ Original 独創性

　独創性と言うと④にある新しさの概念も含まれ得ますが、より重要な要素は他の研究にはない、その研究独自の創意工夫や強みです。よく言われることですが、「本論文が世界で初めての報告になります」というのは独創性とは言えません。

④ Novel 新奇性

　こちらも FINER や FIRM²NESS に含まれる項目であり、研究意義を評価する上で最重要とされる項目の一つです。たとえ、ここに挙げた項目の多くを満たす論文であっても、新奇性がなければ原則 Reject と判断されることも多いです。逆に、雑誌の中には、新奇性さえあれば Accept するというスタンスのものまであるようです。査読者がその論文の新奇性について判断するためには、当該分野でどのような先行研究があるのかよく精通しておく必要があります。最近は、査読用の原稿とともに関連文献の情報も一緒に提供してくれる雑誌もあります。これは意見が分かれるところですが、私は一連の査読作業の中で、ある程度の関連先行研究の調査は必須だと思っています。

⑤ Effective 効果の大きさ

　こちらはその研究で得られた結果から判断します。介入研究であれば介入効果の大きさ effect size、観察研究であれば要因とアウトカムの関連の強さ magnitude です。これらがあまり大きくないのであれば、やはり研究の意義としては限定的と考えられます。ここの判断はしかし、統計的に有意かどうかよりも臨床的に意義がある大きさかどうかが優先されるべきです。臨床疫学で用いられる、治療必要数 Number Needed to Treat (NNT)[1] や臨床的最小重要差 Minimal Clinically Important Difference (MCID)[2] などの考え方

が参考になるでしょう。仮に、平均 QOL スコアが群間で2だけ違いがあり、統計的にも有意だったとします。しかし、その「2」という大きさを具体的にどう解釈するのか。この時の判断の基準の一つになるのが、その QOL スコアにおける MCID になります。例えば、健康関連 QOL を測定する尺度で世界的によく利用される SF-36 の MCID は5〜10点であることが様々な研究で明らかにされています。[3]

　また、相関係数 r や標準化平均差 standardized mean difference（SMD 群間の平均値の差を標準偏差で割ったもの）、検査の精度やロジスティックモデルの適合度を調べる時に用いる曲線下面積 area under the curve（AUC）といった統計指標にはある程度決められたカットオフ値が存在するので、算出された値そのもので大きさを評価することができます。

r・SMD・AUC を解釈する際の目安

|r|	相関の強さ
0.8〜1.0	強い
0.5〜0.8	中程度
0.2〜0.5	弱い
0〜0.2	無視できる程度

rは-1〜+1の範囲の値を取る。

SMD	差の大きさ
0.8	大きい
0.5	中程度
0.2	小さい

AUC	精度・適合度
0.9〜	非常に優れる
0.8〜	優れる
0.7〜	許容できる
0.5〜	不十分

　なお、注意点として、「差がなかった」といういわゆる negative study の価値を否定したいわけではないということは補足しておきます。「差がなかった」こと自体が大きな発見であることもあり、その場合は当然⑤以外の項目も含め全体的な評価を行って下さい。

⑥ Ethical 倫理性

　医学研究において、研究倫理、出版倫理は非常に重要なテーマの一つです。近年、こういった事項にもよりいっそう厳しい目が向けられるようになり、関係各所で管理が厳格化され、踏まえるべき手続きも複雑化しています。研究

実施施設での倫理審査はもちろん、論文投稿の際にも研究者は出版社や雑誌の定める規定に基づき、種々の情報開示が求められます。したがって、査読者の元に届いた論文は、少なくともそれまでの過程で、諸般の倫理規定を手続き上クリアしていることになります。しかし残念ながら、これらの手続きを経てもなお、研究倫理や出版倫理に違反する事例が後を絶ちません。こういった事例の多くは複雑で多様な問題を孕んでおり、研究開始から論文出版に至るあらゆる段階で、複数の目による様々な観点からのチェックが不可欠です。査読においても、例えば利益相反や研究資金源が研究結果に与え得る影響の大きさについてなど、倫理的事項への配慮も当然要求されることになります。私自身も、過去に次のような事例を経験したことがあります。新奇性を評価する目的で先行研究を調べていたところ、ほとんど同じ対象者・リサーチクエスチョンで、同一著者が既に別の雑誌上で研究結果を出版していることが判明しました。私に回ってきた原稿にはその先行研究について微塵も述べられておらず、多重投稿・多重出版の懸念があると判断した私は編集者にその旨を伝えました。これだけが要因ではなかったかもしれませんが、結果的にその論文はAccept されませんでした。

【E：倫理性に関するチェック項目】
1. 研究倫理：
　　参加者の権利への配慮の有無、**偽造や改ざん**の可能性の有無など
2. 出版倫理：
　　利益相反、多重投稿・多重出版、盗用・剽窃の可能性の有無など

⑦ Relevant 切実性
　切実性は、その研究の扱う問題の深刻さとそれを何で評価するかで決まると私は考えています。困っている程度が大きいほど、有病割合 prevalence や頻度が多いほど、結果の適用可能性 applicability が高いほど、切実性が高

いと言えます。また、Oとして評価するものが、入院や死亡といったよりハードなものであるほど、切実性は高まります。例えば、phase 3 の臨床試験では、研究の実施可能性 feasibility を高めるために、本来見たい真のアウトカムではなく、何らかの代替アウトカム surrogate outcome が主要アウトカムとして設定されることがよくあります。がん治療の臨床試験で言えば、全生存期間 overall survival の代わりに非増悪生存期間 progression free survival が用いられるなど。そのような代替アウトカムはやはり、真のアウトカムに比べると切実性は低いと言えます。

3-3. 意義は視点によって変わる

　これは決して研究に限ったことではないですが、ものの意義や価値を考える場合に、様々な立場や視点から見るというのはとても重要です。同じものの価値であっても、立場や視点が異なれば180°違う、ということも往々にしてあり得るからです。正反対とまではいかなくても、大半の人には価値を感じられないことが、限られた人にとっては極めて有用ということは経験上よくありますよね。査読者として論文を評価する際も、意図的に様々な角度から見るようにすることで、研究の意義を広く、深く捉えることができるようになります。しかし、人は、敢えて意図しない限り、なかなか自分の置かれた立場と異なる立場で物事を捉えることができません。ここで皆さんに、とっておきのコツを一つお教えします。それは、上述した七つの評価項目の前に、いつも枕詞として「誰にとって」を付け加えるようにするのです。たったこれだけで、何倍も深みを持って考察を行えるようになります。

　では、医学研究において、「誰」の部分には一体どのような人が当てはまりますか。医師はじめ、多種多様な医療従事者や病院、あるいは患者さん……、色々あり得ますね。その中でも、査読者として必ず意識しなければならないのが、雑誌の読者になります。なぜなら、出版社や編集者が最も知りたいのは、

「当該の論文は雑誌の読者にとって有意義なものか」だからです。査読コメントの内容には、このあたりの情報をできるだけ含めるよう意識しましょう。したがって、査読者は、その雑誌の読者層もある程度把握しておかなければいけません。雑誌や編集部の運営母体がどのような組織なのか、カバーする主な地域が欧米なのかアジアなのか、あるいはそれ以外か、編集委員にはどのような人が名を連ねているか、インパクトファクターがどのくらいか、これまでどのような論文を掲載しているのか、査読の際にはこのあたりも加味できるとなお良いと思います。もし、十分精通していない雑誌から査読依頼があったならば、雑誌のサイトでこれらの情報を確認するようにしましょう。

意義は視点によって変わる

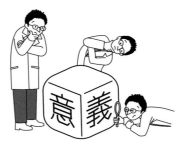

　また、「誰」の部分に、皆さんに近い立場を当てはめて考えるのはそう難しいことではないでしょう。本書の読者であれば、「臨床医」であったり、「医学研究者」であったり。あなたに査読依頼が来ているということは、自信を持って「あなた」の視点で研究意義を考察すれば良いのです。そして、できればさらに「患者」の視点や「政策立案者 policymaker」の視点にまで踏み込んで考察してみましょう。七つの評価項目に「誰にとって」を付け加えて考えるこのフレームワークは、論文だけでなく、症例報告や学会抄録の意義を評価する場合にだって適用できますので、ぜひ広くご活用いただければと思います。

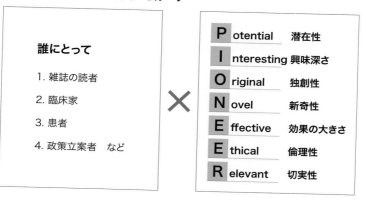

研究意義を評価するためのフレームワーク

誰にとって

1. 雑誌の読者

2. 臨床家

3. 患者

4. 政策立案者　など

×

P otential　潜在性
I nteresting　興味深さ
O riginal　独創性
N ovel　新奇性
E ffective　効果の大きさ
E thical　倫理性
R elevant　切実性

3-4. 良いところを見つけてあげよう

　「査読者がおさえておくべき倫理指針」でも書きましたが、再度ここで念を押しておきます。査読スタンスは、あくまで「客観的・教育的・建設的」に、でしたね。皆さんの中にも、「ここまで言う!?」と面食らうほどこっぴどく書き連ねられた査読コメントを返却され、しばらく立ち直ることができなかった、という経験をお持ちの方も少なくないのではないでしょうか。ところが、そんな経験をお持ちの方であっても、なぜかいざ自分が査読者になると、ついつい批判的な態度になってしまったりするものです（何を隠そう、かつて私がそうでした）。しかし、前にも書きましたが、査読でそのようなスタンスはあまり生産的とは言えません。そこで、また一つ、良いコツをお教えします。研究意義を評価する際に、一つでも良いので、研究の良いところを見つけることを心掛けて作業するようにしてみて下さい。PIONEER の中のいずれか一項目でも良いのです。何らかの評価できる点を見つけてあげて、それを査読コメントに含めるようにしましょう。たとえ、最終的に Reject となった場合でも、そのコメントがあることで、多少なりとも「ちゃんとわかってもらえた！」と救われる部分があることは想像に難くないでしょう。

研究意義用テンプレート

		評　価		
	誰にとって	P・I・O・N・E・E・R	Yes or No	コメント
研究意義				

　こういった研究の意義や重要性に関する考察も、上記のようなテンプレートを活用してその内容を整理しておくことが大切です。

　以上が、査読の最重要パートの一つである、研究意義を評価するための一連の作業になります。

【参考文献】
1) 福原俊一. 臨床研究の道標：7つのステップで学ぶ研究デザイン 第2版. 2017. 健康医療評価研究機構.
　　・NNTについて　　☞上巻 p157
2) McGlothlin AE. et al. Minimal clinically important difference: defining what really matters to patients. JAMA. 2014;312(13):1342-3.
3) Brigden A. et al. Defining the minimally clinically important difference of the SF-36 physical function subscale for paediatric CFS/ME: triangulation using three different methods. Health Qual Life Outcomes. 2018;16(1):202.

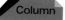
Column 　**未測定交絡への対処④　分割時系列デザイン**

●分割時系列デザイン interrupted time series analysis (ITSA)

　差分の差分分析とは別に、もう一つ、「同じ集団を治療・要因の前後で比較するための解析手法」としてよく用いられるもので、分割時系列デザインがあります。政策（あるいは治療・要因）が施行される前後で対象集団におけるアウトカム発生のトレンドを比較することで、政策の効果を推定する方法になります。この解析手法で推定される効果は、RCTとは異なり、リアルワールドのデータに基づくものなので、外的妥当性 external validity という点で優れていることに加え、長期間の効果まで調べることができるという大きな利点があります。行われるタイミングがはっきりしていて、集団に浸透し効果が出るまでそう時間のかからないような政策（この期間の長さもモデルの中で考慮することができます）で、かつその前後で一定の期間に、同じ間隔で複数回アウトカムが測定されているような場合に、この手法が威力を発揮します。ただし、観察期間内で対象集団の性質（年齢の分布など）に著明な変化がなく（変化したとしても緩やか）、同じタイミングでアウトカムに影響を与える因子（共介入 co-intervention・共曝露 co-exposure）が当該の政策の他にはないという条件を満たすことが必要です。もちろん、観察期間内にアウトカムの測定法が変わっている場合も適用が難しくなります。また、このデザインを用いても、先程述べた周期性・季節性など、時間依存性交絡 time-dependent / time-varying confounding が比較の邪魔をすることがあり得るのはおわかりいただけるかと思います。しかし、これらも測定できさえすればやはりモデルで調整することが可能です。その他、査読者としても検討すべきこととして、同じ対象集団への繰り返し測定に伴う自己相関 autocorrelation の問題や経時的変化のトレンドにおける線形性の仮定 linear assumption など、詳しくは以下の文献を参考にして下さい。特に3）の栗田宜明先生が日本医事新報上で執筆された ITSA 研究に関する寄稿文は日本語で読みやすく、大変勉強になるのでお勧めです。

【参考文献】
1) Kontopantelis E. et al. Regression based quasi-experimental approach when randomisation is not an option: interrupted time series analysis. BMJ. 2015;350:h2750.
2) Bernal JL. Et al. Interrupted time series regression for the evaluation of public health interventions: a tutorial. Int J Epidemiol. 2017;46(1):348-355.
3) 栗田宜明　東日本大震災・原発事故の臨床疫学—数字の一人歩きにご注意！　日本医事新報. 2019;4975:54-59. https://noriaki-kurita.jp/resources/ijishimpo-itsa/

第3章

The 査読のお作法II：
チェックリストを活用した系統的項目評価

●1節　報告の質とは

┌─ 本節の目的と目標 ─────────────────────┐
　1. 医学論文として満たされるべき報告の質について理解する
　2. チェックリストを利用して報告の質の評価をまとめる
└────────────────────────────────┘

1-1. 論文としての体裁も査読の評価対象

　先程は、研究の全体的な意義を評価するための「お作法」について述べましたが、本節では、報告 reporting の質を評価するための「お作法」についてお話しします。「報告の質を評価する」とは、わかりやすく言うと、「学術論文として適切な体裁を成しているか」や「報告すべきことを適切に報告しているか」について評価することを指します。「そんなもの評価できるの？」と驚かれた方もいらっしゃるかもしれませんが、心配はご無用です。なぜなら、報告の質に関しては、研究意義に関する評価とは異なり、「医学研究において論文報告はかくあるべし」ということが明記された、研究報告のための国際的なガイドライン the EQUATOR Reporting Guidelines がきちんと整備されており、それに則って評価すれば良いからです。これらのガイドラインは研究デザインごとにわかりやすくまとめられている上に、チェックリストまで付いていて非常に実用的です。初耳だという方もいらっしゃるかもしれませんが、実は、皆さんが論文を投稿する際、必ず確認されるであろう雑誌の投稿規定には、大抵これらに準じて論文を作成するよう書かれているはずです（CONSORT や STROBE など）。ところが、このように投稿規定にも記載があるにもかかわらず、現状は意外と適切に守られていないことがわかっています。[1] このような状況を鑑み、最近

は、原稿と一緒にこれらのチェックリストも提出するよう要求する雑誌もあります が、まだ一部です。多くの場合、このあたりも査読時に確認されることが 期待されているのです。したがって、本書で査読について学ばれる皆さんには、 ぜひこれらのガイドラインにも精通しておいていただきたいと思っています。とい うわけで、本書では、原著者に許可を得た上で、主要なチェックリストを可能 な限り原本通り、そのまま掲載させていただきました。

1-2. The EQUATOR Network と研究報告ガイドライン

　まずは、皆さんにはぜひ、ガイドラインの発行元である the EQUATOR Network のウェブサイトをチェックしていただきたいと思います。[2] Equator とは 赤道のことですが、ネットワークのこの名称は、Enhancing the QUAlity and Transparency Of health Research から来ています。彼らの活動は、ガイドライ ンを作成・整備することに留まらず、無料のポータルサイトを開設し、作成した ガイドラインを誰でも利用可能な形にして広く普及させることで、ひいては全体 的な研究の質や透明性を底上げすることを目指しています。研究の透明性が 改善すれば、エビデンスを利用する側においても知りたい結果に適切な形でア クセスしやすくなり、望ましい医療がより迅速に届けられるようになるというメ リットも期待できます。

第4章

The EQUATOR Network のウェブサイト

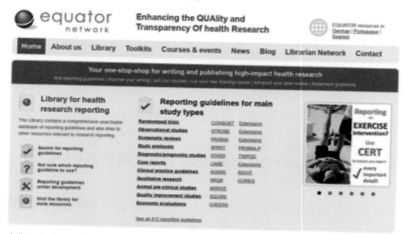

出典：The EQUATOR Network　https://www.equator-network.org/

　ウェブサイトを見ると、実は既に何百という数のガイドラインが存在していることがわかります。この一つ一つを見ていてはキリがないので、ここでは医学研究でよく利用される研究デザインのガイドラインを中心に参照することにします。大変ありがたいことに、そのような主要なガイドラインには、ほとんど日本語版が整備されています。[3] [4] [5] [6]

① CONSORT 声明

　まず初めに、多くのガイドラインのお手本となった、RCT のための研究報告ガイドライン CONSORT (Consolidated Standards of Reporting Trials) 声明を見てみましょう。CONSORT 声明は、介入評価のゴールドスタンダードである RCT において、その研究報告を完全で明快・明確なものにするべく開発が行われ、初版が1996年に報告されました。以来、2001年、2010年とこれまで複数回の改訂が行われています。臨床試験専門家や統計家、雑誌編集者など、幅広い分野のメンバーで構成されるワーキンググループにより、重層的、反復的なプロセスを経て綿密に吟味され、新たなエビデンスも取り入れる形で、目

下、CONSORT 2010が最新のガイドラインとして提供されています。

　CONSORT 2010は、25項目のチェックリストとフローチャート（flow diagram）で構成されており、全てのRCTに共通する研究報告ガイドラインとなっています。中でも特に焦点が当てられているのが、最も一般的な、個人を対象に割付けする2群間並行RCTです。さらに、例えば、「有害事象の報告」や「患者報告アウトカム patient reported outcome (PRO)の報告」など、様々なタイプのRCTにおける細かなニーズにも対応できるよう、CONSORT声明の拡張版 Extension of the CONSORT Statement も複数整備されています。医学雑誌編集者国際委員会 International Committee of Medical Journal Editors (ICMJE) にも公式に承認されており、RCTの結果を報告する際はほとんどの医学雑誌でCONSORT声明への遵守が求められます。

CONSORT 2010チェックリスト

表　ランダム化比較試験を報告する際に含まれるべき情報の**CONSORT 2010** チェックリスト[*]
CONSORT 2010 checklist of information to include when reporting a randomized trial

章／トピック (Section/Topic)	項目番号 (Item No)	チェックリスト項目 (Checklist Item)	報告頁 (Reported on page No)
タイトル・抄録 (Title and Abstract)	1a	タイトルにランダム化比較試験であることを記載。	
	1b	試験デザイン(trial design)、方法(method)、結果(result)、結論(conclusion)の構造化抄録(詳細は「雑誌および会議録でのランダム化試験の抄録に対する CONSORT 声明」[21, 31] を参照)。	
はじめに (Introduction)			
背景・目的 (Background and Objective)	2a	科学的背景と論拠(rationale)の説明。	
	2b	特定の目的または仮説(hypothesis)。	
方法 (Method)			
試験デザイン (Trial Design)	3a	試験デザインの記述(並行群間、要因分析など)、割り付け比を含む。	
	3b	試験開始後の方法上の重要な変更(適格基準 eligibility criteria など)とその理由。	
参加者 (Participant)	4a	参加者の適格基準(eligibility criteria)。	
	4b	データが収集されたセッティング(setting)と場所。	
介入 (Intervention)	5	再現可能となるような詳細な各群の介入。実際にいつどのように実施されたかを含む。	
アウトカム (Outcome)	6a	事前に特定され明確に定義された主要・副次的アウトカム評価項目。いつどのように評価されたかを含む。	
	6b	試験開始後のアウトカムの変更とその理由。	
症例数 (Sample size)	7a	どのように目標症例数が決められたか。	
	7b	あてはまる場合には、中間解析と中止基準の説明。	
ランダム化 (Randomization)			
順番の作成 (Sequence generation)	8a	割振り(allocation)順番を作成(generate)した方法。	
	8b	割振りのタイプ:制限の詳細(ブロック化、ブロックサイズなど)。	
割振りの隠蔵機構 (Allocation concealment mechanism)	9	ランダム割振り順番の実施に用いられた機構(番号付き容器など)。各群の割付けが終了するまで割振り順番が隠蔵されていたかどうかの記述。	
実施 (Implementation)	10	誰が割振り順番を作成したか、誰が参加者を組入れ(enrollment)たか、誰が参加者を各群に割付けた(assign)か。	
ブラインディング (Blinding)	11a	ブラインド化されていた場合、介入に割付け後、誰がどのようにブラインドかされていたか(参加者、介入実施者、アウトカムの評価者など)。	
	11b	関連する場合、介入の類似性の記述。	
統計学的手法 (Statistical method)	12a	主要・副次的アウトカムの群間比較に用いられた統計学的手法。	
	12b	サブグループ解析や調整解析のような追加的解析の手法。	
結果 (Results)			
参加者の流れ (Participant flow) (フローチャートを強く推奨)	13a	各群について、ランダム割付けされた人数、意図された治療を受けた人数、主要アウトカムの解析に用いられた人数の記述。	
	13b	各群について、追跡不能例とランダム化後の除外例を理由とともに記述。	
募集 (Recruitment)	14a	参加者の募集期間と追跡期間を特定する日付。	
	14b	試験が終了または中止した理由。	
ベースライン・データ (Baseline data)	15	各群のベースラインにおける人口統計学的(demographic)、臨床的な特性を示す表。	
解析された人数 (Number analyzed)	16	各群について、各解析における参加者数(分母)、解析が元の割付け群によるものであるか。	
アウトカムと推定 (Outcome and estimation)	17a	主要・副次的アウトカムのそれぞれについて、各群の結果、介入のエフェクト・サイズの推定とその精度(95%信頼区間等)。	
	17b	2項アウトカムについては、絶対エフェクト・サイズと相対エフェクト・サイズの両方を記載することが推奨される。	
補助的解析 (Ancillary analysis)	18	サブグループ解析や調整解析を含む、実施した他の解析の結果。事前に特定された解析と探索的解析を区別する。	
害 (Harm)	19	各群のすべての重要な害(harm)または意図しない効果(詳細は「ランダム化試験における害のよりよい報告:CONSORT 声明の拡張」[28] を参照)。	
考察 (Discussion)			
限界 (Limitation)	20	試験の限界、可能性のあるバイアスや精度低下の原因、関連する場合は解析の多重性の原因を記載。	
一般化可能 (Generalisability)	21	試験結果の一般化可能性(外的妥当性、適用性)。	
解釈 (Interpretation)	22	結果の解釈、有益性と有害性のバランス、他の関連するエビデンス。	
その他の情報 (Other information)			
登録 (Registration)	23	登録番号と試験登録名。	
プロトコール (Protocol)	24	可能であれば、完全なプロトコールの入手方法。	
資金提供者 (Funding)	25	資金提供者と他の支援者(薬剤の供給者など)、資金提供者の役割。	

[*]本声明は、各項目についての重要な解説を記載した**CONSORT 2010**解説と詳細[13] とともに用いることを強く推奨する。クラスターランダム化比較試験[11]、非劣性・同等性試験[12]、非薬理学的治療[32]、ハーブ療法[33]、実用的試験[34] については、**CONSORT**声明拡張版を推奨する。そのほかの拡張版も近日発表予定(それらと本チェックリスト関連の最新情報は www.consort-statement.org を参照)。

出典:中山健夫，津谷喜一郎．臨床研究と疫学研究のための国際ルール集 Part2. 2016. ライフサイエンス出版．pp42-52 表　ランダム化比較試験を報告する際に含まれるべき情報の CONSORT 2010チェックリスト
CONSORT 2010 checklist of information to include when reporting a randomized trial

CONSORT 2010 フローチャート：2 群間並行 RCT の各段階の過程
（組入れ・介入の割振り・追跡・データ解析）

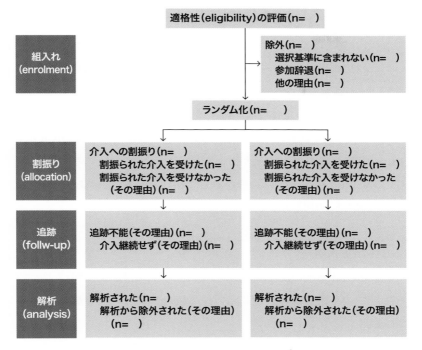

出典：中山健夫, 津谷喜一郎. 臨床研究と疫学研究のための国際ルール集 Part2. 2016. ライフサイエンス出版. pp42-52　図　2群間並行ランダム化比較試験の各段階の過程を示すフローチャート（組入れ, 介入への 割振り, 追跡, データ解析）
Flow diagram of the progress through the phases of a parallel randomized trial of two groups (that is, enrolment, intervention allocation, follow-up, and data analysis)

　このように、チェックリストには、タイトルや抄録に関する項目から、害の報告や研究の限界に関する項目に至るまで網羅的に記載されているので、非常に実用的です。RCT 論文を読む時は、これを手元に置いて項目ごとにチェックしていけば、漏れなく確認することができます。CONSORT 声明では、必要事項を記入した上で、そのフローチャートとチェックリストを原稿とともに雑誌編集部に提出することを論文著者に求めています。これはやはり、編集者のみ

ならず、査読者にも共有されるべきですが、現状そうはなっていないことが報告されています。査読者として著者や編集者にこれらの共有を求めることは適切な対応だと私は考えます。

　なお、本書ではスペースの制約の関係もあって、必ず目を通していただきたいチェックリストとフローチャートのみ紹介しました。余力があればぜひ、本ガイドラインの解説論文を丸ごと勉強していただくことをお勧めします。チェックリストの項目ごとに、その意義や背景となった理論的根拠、具体的な事例など、大変詳細に解説が記載されています。残念ながら、現時点ではCONSORT 2010の解説論文には日本語版が用意されていないようですが、[7] その前身であるCONSORT 声明 改訂版の解説論文に関しては日本語版がありますので、そちらを読むとより理解も深まると思います。[4]

② STROBE 声明

　CONSORT 声明の浸透により RCT 論文の報告の質が改善されたことで、それに倣って、様々な研究デザインに対しても同様のガイドラインが次々と整備されました。

　ここでは、読者の皆さんが最も多く利用するであろう、観察研究の報告に関するガイドライン STROBE (Strengthening the Reporting of Observational Studies in Epidemiology) 声明のチェックリストを紹介します。

STROBE チェックリスト

表 STROBE声明：観察研究の報告において記載すべき項目のチェックリスト

	no	推奨	報告頁
タイトル・抄録 [title and abstract]	1	(a) タイトルまたは抄録のなかで，試験デザインを一般に用いられる用語で明示する。 (b) 抄録では，研究で行われたことと明らかにされたことについて，十分な情報を含み，かつバランスのよい要約を記載する。	
はじめに[introduction]			
背景[background]/ 論拠[rationale]	2	研究の科学的な背景と論拠を説明する。	
目的[objective]	3	特定の仮説を含む目的を明記する。	
方法[methods]			
研究デザイン[study design]	4	研究デザインの重要な要素を論文のはじめの[early]部分で示す。	
セッティング[setting]	5	セッティング，実施場所のほか，基準となる日付については，登録，曝露[exposure]，追跡，データ収集の期間を含めて明記する。	
参加者[participant]	6	(a)・コホート研究[cohort study]：適格基準[eligibility criteria]，参加者の母集団[sources]，選定方法を明記する。追跡の方法についても記述する。 ・ケース・コントロール研究[case-control study]：適格基準，参加者の母集団，ケース[case]の確定方法とコントロール[control]の選択方法を示す。ケースとコントロールの選択における論拠を示す。 ・横断研究[cross-sectional study]：適格基準，参加者の母集団，選択方法を示す。 (b)・コホート研究：マッチング研究[matched study]の場合，マッチングの基準，曝露群[exposed]と非曝露群[unexposed]の各人数を記載する。 ・ケース・コントロール研究：マッチング研究[matched study]の場合，マッチングの基準，ケースあたりのコントロールの人数を記載する。	
変数[variable]	7	すべてのアウトカム，曝露，予測因子[predictor]，潜在的交絡因子[potential confounder]，潜在的な効果修飾因子[effect modifier]を明確に定義する。該当する場合は，診断方法を示す。	
データ源 [data source]/ 測定方法	8*	関連する各因子に対して，データ源，測定・評価方法の詳細を示す。二つ以上の群がある場合は，測定方法の比較可能性[comparability]を明記する。	
バイアス[bias]	9	潜在的なバイアス源に対応するためにとられた措置があればすべて示す。	
研究サイズ[study size]	10	研究サイズ[訳者注：観察対象者数]がどのように算出されたかを説明する。	
量的変数 [quantitative variable]	11	(a) 量的変数の分析方法を説明する。該当する場合は，どのグルーピング[grouping]がなぜ選ばれたかを記載する。	
統計・分析方法 [statistical method]	12	(a) 交絡因子の調整に用いた方法を含め，すべての統計学的方法を示す。 (b) サブグループと相互作用[interaction]の検証に用いたすべての方法を示す。 (c) 欠損データ[missing data]をどのように扱ったかを説明する。 (d)・コホート研究：該当する場合は，脱落例[loss to follow-up]をどのように扱ったかを説明する。 ・ケース・コントロール研究：該当する場合は，ケースとコントロールのマッチングをどのように行ったかを説明する。 ・横断研究：該当する場合は，サンプリング方式[sampling strategy]を考慮した分析法について記述する。 (e) あらゆる感度分析[sensitivity analysis]の方法を示す。	

結果［result］			
参加者［participant］	13*	(a)	研究の各段階における人数を示す（例：潜在的な適格［eligible］者数，適格性が調査された数，適格と確認された数，研究に組入れられた数，フォローアップを完了した数，分析された数）。
		(b)	各段階での非参加者の理由を示す。
		(c)	フローチャートによる記載を考慮する。
記述的データ ［descriptive data］	14*	(a)	参加者の特徴（例：人口統計学的，臨床的，社会学的特徴）と曝露や潜在的交絡因子の情報を示す。
		(b)	それぞれの変数について，データが欠損した参加者数を記載する。
		(c)	コホート研究：追跡期間を平均および合計で要約する。
アウトカムデータ ［Outcome data］	15*		・コホート研究：アウトカム事象の発生数や集約尺度［summary measure］の数値を経時的に示す。
			・ケース・コントロール研究：各曝露カテゴリーの数，または曝露の集約尺度を示す。
			・横断研究：アウトカム事象の発生数または集約尺度を示す。
おもな結果［main result］	16	(a)	調整前［unadjusted］の推定値と，該当する場合は交絡因子での調整後の推定値，そしてそれらの精度（例：95％信頼区間）を記述する。どの交絡因子が，なぜ調整されたかを明確にする。
		(b)	連続変数［continuous variable］がカテゴリー化されているときは，カテゴリー境界［category boundary］を報告する。
		(c)	意味のある［relevant］場合は，相対リスク［relative risk］を，意味をもつ期間の絶対リスク［absolute risk］に換算することを考慮する。
他の解析［other analysis］	17		その他に行われたすべての分析（例：サブグループと相互作用の解析や感度分析）の結果を報告する。
考察［discussion］			
鍵となる結果［key result］	18		研究目的に関しての鍵となる結果を要約する。
限界［limitation］	19		潜在的なバイアスや精度の問題を考慮して，研究の限界を議論する。潜在的バイアスの方向性と大きさを議論する。
解釈［interpretation］	20		目的，限界，解析の多重性［multiplicity］，同様の研究で得られた結果やその他の関連するエビデンスを考慮し，慎重で総合的な結果の解釈を記載する。
一般化可能性 ［generalisability］	21		研究結果の一般化可能性（外的妥当性［external validity］）を議論する。
その他の情報［other information］			
研究の財源［funding］	22		研究の資金源，本研究における資金提供者［funder］の役割を示す。該当する場合には，現在の研究の元となる研究［original study］についても同様に示す。

*ケース・コントロール研究では，ケースとコントロールに分けて記述する。コホート研究と横断研究において該当する場合には，曝露群と非曝露群に分けて記述する。

注：本STROBE声明の解説と詳細について記述した"Strengthening the Reporting of Observational studies in Epidemiology (STROBE): Explanation and elaboration"では，それぞれのチェックリスト項目について考察し，方法論的背景や報告された実例についても紹介している。STROBEチェックリストはこの論文（*Annals of Internal Medicine*のwebsite（www.annals.org），*Epidemiology*のwebsite（www.epidem.org）もしくは*PLoS Medicine*のwebsite（www.plosmedicine.com）で自由に閲覧可能）とともに使用することがもっとも適している。コホート研究，ケース・コントロール研究，および横断研究のための個別のチェックリストは，STROBEのwebsite（www.strobe-statement.org）にて閲覧できる。

出典：中山健夫，津谷喜一郎．臨床研究と疫学研究のための国際ルール集．2008．ライフサイエンス出版．pp202-209. STROBE 声明：観察研究の報告において記載するべきチェックリスト（上岡広晴，津谷喜一郎訳．「疫学における観察研究の報告の強化（STROBE 声明）：観察研究の報告に関する ガイドライン」．)

こちらも、余力のある方は、ぜひ解説論文ごと勉強していただくことをお勧め
します。ちなみに、この STROBE の解説論文にも日本語版が用意されておりま
す。[8]　私の大学院の先輩方が翻訳されました。非常に実践的な内容で、「バイ
アス」や「効果修飾因子・交互作用」、「欠測データの取扱い」など、研究者が
「ぜひ知りたい!」と思うテーマについてスペースを割いて解説されており、大変
参考になります。

③ TRIPOD 声明

　次に、観察研究の中でも、特に最近、機械学習などとの絡みもあって論文と
しても接することの増えた、予測モデル研究における研究報告ガイドライン
TRIPOD (Transparent Reporting of a multivariable prediction model for
Individual Prognosis or Diagnosis) 声明のチェックリストも取り上げておきます。

TRIPOD チェックリスト

セクション／トピック	アイテム		チェックリストアイテム		ページ
タイトルと抄録					
タイトル	1	D;V	研究目的が多変量予測モデルの開発 かつ/または検証なのか、対象集団、予測されるアウトカムが分かる。		
抄録	2	D;V	研究目的、研究デザイン、セッティング、対象者、サンプルサイズ、予測因子、アウトカム、統計解析、結果、結論のサマリーが備わっている。		
イントロダクション					
背景と目的	3a	D;V	医学的文脈（診断なのか予後予測なのかを含む）と多変量予測モデルを開発または検証する意義を既存のモデルへのリファレンスを含めて説明する。		
	3b	D;V	研究目的を開発なのか、検証なのか、両方なのか明記する。		
方法					
データソース	4a	D;V	研究デザインまたはデータソース（例：ランダム化試験、コホート、レジストリーデータ）、可能であれば開発と検証のデータセットを分けて記述する。		
	4b	D;V	組み入れ開始日、終了日、可能であればフォローの終了期間を含む重要な研究の日付を明記する。		
対象者	5a	D;V	参加施設の数と場所を含む研究セッティングの重要な要素を明記する（例：プライマリ・ケア、二次ケア、一般人口）。		
	5b	D;V	対象者の組み入れ基準を記述する。		
	5c	D;V	関連があれば治療の詳細を記述する。		
アウトカム	6a	D;V	どうやって、いつ評価されたかを含めて、予測モデルで予測されるアウトカムを明示する。		
	6b	D;V	予測されるアウトカムの評価に際して、マスク化を行うために実施した行動について報告する。		
予測因子	7a	D;V	どうやって、いつ評価されたかを含めて、多変量予測モデルの開発または検証に使われたすべての予測因子をはっきりと定義する。		
	7b	D;V	予測因子の評価に際して、マスク化を行うために実施した行為について報告する。		
サンプルサイズ	8	D;V	サンプルサイズがどのように決まったか説明する。		
欠測値	9	D;V	補完方法の詳細を含めて、欠測値がどのように扱われたか記述する（例：コンプリートケース、単一補完法、多重補完法）。		
統計解析手法	10a	D	予測因子が解析に際してどのように扱われたか記述する。		
	10b	D	モデルのタイプ、モデルの作成過程（全ての予測因子の選択過程）、内的検証の方法を明記する。		
	10c	V	検証に際しては、予測結果をどのように計算したか記述する。		
	10d	D;V	モデルの性能を評価するために使用した全ての指標を明記する、重要であれば複数のモデルを比較する。		
	10e	V	検証の過程で、もしなされているのであれば、モデルのアップデート（例：再較正）について記述する。		
リスク群	11	D;V	リスク群が作成されていれば、どのように作成されたか詳細を記述する。		
開発 vs. 検証	12	V	検証に際しては、開発とセッティング、組み入れ基準、アウトカム、予測因子の違いを明らかにする。		

結果				
対象者	13a	D;V	対象者のアウトカムの有無と人数、可能であればフォローアップのまとめを含めて研究を通じての対象者の流れを記述する。ダイアグラムが手助けになるだろう。	
	13b	D;V	予測因子とアウトカムについて欠測がある対象者を含めて、対象者の特徴（基本的な人口統計、臨床的な特徴、可能な予測因子）を記述する。	
	13c	V	検証に際しては、重要な変数（人口統計、予測因子、アウトカム）の分布を含めて開発のデータとの比較を提示する。	
モデルの開発	14a	D	それぞれの解析における対象者とアウトカムの数を明示する。	
	14b	D	もしなされているのであれば、それぞれの予測因子候補とアウトカムの調整抜きの相関を報告する。	
モデルの仕様	15a	D	個人での予測を可能とする予測モデルの全てを提示する（全ての回帰係数と切片や、任意の時点での基準となる生存率など）	
	15b	D	予測モデルをどのように使うか説明する。	
モデルの性能	16	D;V	予測モデルの性能を示す指標を信頼区間とともに報告する。	
モデルの更新	17	V	もしなされているのであれば、モデルの更新からの結果（モデルの仕様、モデルの性能）を報告する。	
考察				
限界	18	D;V	研究の限界（サンプルに代表性がないこと、予測因子に対してイベントが少ないこと、欠測値など）について議論する。	
解釈	19a	V	検証を行う場合、結果を考察する際に、開発データでの性能、およびその他の検証データを言及する。	
	19b	D;V	目的、限界、似た研究からの結果、他の重要なエビデンスを踏まえて、全ての結果の解釈を提示する。	
見込み	20	D;V	モデルの潜在的な臨床応用および今後の研究の見込みについて議論する。	
他の情報				
補足情報	21	D;V	研究プロトコルやウェブ計算機、データセットといった補足情報の利用可能性について情報を提示する。	
資金源	22	D;V	研究における研究資金源および資金提供者の役割について提示する。	

出典：TRIPOD ウェブサイト https://www.tripod-statement.org/TRIPOD/Translation-Policy
TRIPOD チェックリスト：予測モデルの開発と検証　日本語訳 2016年4月4日版より転載

* 予測モデルの開発についてのみ関連するものについては「D」と表示、予測モデルの検証について関連するものについては「V」と表示、両方に関連するものは「D;V」と表示。

　私自身もプロジェクトメンバーとして翻訳作業に参加させていただきましたが、TRIPOD にもチェックリストだけでなく、日本語版解説論文が準備されています。[9] 分量はかなり多いですが、こちらも大変詳細に解説がなされており、興味のある項目を拾い読みしたり、わからない項目を辞書的に調べたり、色々な形で参照していただけると思います。もちろん、皆さんが著者として予測モデル研究の論文を書く際にもレファレンスとして引用いただくことができます。

④ CARE 声明

　症例報告のための研究報告ガイドラインもちゃんと整備されています。CARE（CAse REport）声明と言うもので、こちらも既に日本語版があります。[10)] 症例報告の査読であれば、CARE のチェックリストと PIONEER チェックで十分対応できると思いますので、ぜひここで押さえておきましょう。チェックリストは、他のガイドラインと同じように、タイトル・キーワード・抄録など、13項目から構成されています。個人的に興味深いのは、「インフォームドコンセント」に加え、「患者からの視点」という項目があることです。

CARE2013チェックリスト

CARE
case report guidelines

Japanese - CARE Checklist for case reports (2013)

項目	項目番号	説明
タイトル	1	症例報告、ケースレポートなどの言葉を最も関心のある事象（例えば、診断、検査、介入など）と共にタイトルをつける
キーワード	2	2～5語でその症例のキーとなる要素を表現する
アブストラクト	3a	はじめに―この一つのケースで新しく付け加わっている点は何か
	3b	患者の主な症状、主な臨床発見、主な臨床発見
	3c	主となる診断と介入、主となる結果
	3d	結論　このケースから得られた主なる読者へのメッセージは何か？
イントロダクション	4	関連文献を引用しながら、この症例の背景を短く要約する
患者の情報	5a	デモグラフィックな情報（年齢、性、人種、仕事など）
	5b	患者の主な症状（主訴）
	5c	医学、家族、心理社会的背景―可能ならその一、食生活、生活習慣、遺伝情報を含む―、さらに、過去の介入とアウトカムと共に、関連する併存症について詳述する
臨床検査結果	6	関連する身体検査の結果を記述
タイムライン	7	このケースの重要な出来事の日時（図や表で示す）
診断的アセスメント	8a	診断方法（ex:身体検査、臨床検査、画像、質問紙）
	8b	診断での考慮事項（ex:経済的、言語/文化的）
	8c	考慮した他の診断を含めて、診断の根拠
	8d	該当する場合は、予後の特徴（例:ステージなど）
治療介入	9a	介入の種類（例:薬理的、外科的、予防的、セルフケア）
	9b	介入の実施（例:投与量、強度、期間）
	9c	介入の変更（論理的根拠と共に）
フォローアップと結果	10a	フォローアップを含めた臨床経過の要約
	10b	臨床家評定式アウトカムと患者評定式アウトカム
	10c	重要なフォローアップテストの結果（ポジティブなものもネガティブなものも含める）
	10d	介入を阻害する有害事象や予測されなかった出来事
討論	11a	このケースのマネジメントの長所と限界
	11b	関連する文献
	11c	結論の論拠（因果関係のアセスメントを含めて）
	11d	このケースレポートの読者へのメッセージ
患者からの視点	12	可能ならいつでも、患者は、自身の観点や経験を共有すべきである
インフォームドコンセント	13	患者は同意しているか？請求があれば提供すること。

出典：Scientific Writing in Health & Medicine (SWIHM) ウェブサイト　https://www.swihm.com/downloads?rq=CARE%20checklist
Japanese - CARE Checklist for case reports (2013)

　発展的内容のため本書では取り扱いませんでしたが、システマティック・レビューや医療経済評価研究、質的研究の報告に関しても PRISMA、CHEERS、COREQ といったガイドラインが整備されています。いずれも非常にわかりやすく、簡潔にまとめられていますので、これらの研究に関わられる方

は入門書的にまずはこちらから読んでみるというのもありだと思います。

1-3. チェックリストによる報告の質評価のまとめ

　今回紹介したガイドラインのチェックリストの項目は、全てが押さえられるべき極めて重要なものであることは既に述べた通りです。その中でも、特に査読者として押さえておくべきは、方法に関する部分ではないかと思っています。医学研究では、科学的な妥当性という観点で再現性 reproducibility の担保が絶対的に要求されるのですが、そういう意味で、方法の記載が非常に重要なのです。原則、方法については、それを読めば他の研究者でも同じ条件で研究を再現できるくらい、詳細でわかりやすい形で報告されるべきとされます。こちらは、性質上、実験を扱わない観察研究においても当てはまります。

　こういったことも踏まえ、既存のチェックリストを全面的に参照する形で、私の方で少し追加・改変して作成した、報告の質評価のための査読用チェックリストを提示します。

報告の質用チェックリスト（観察研究用）

方　法		Yes or No	コメント
	研究デザインの記述		
	Pの選択（サンプリング）に関する記述		
	E・Cの測定、カテゴリー化の根拠に関する記述		
	Oの測定、カテゴリー化の根拠に関する記述		
	交絡因子・予後因子に関する記述		
	統計解析に関する記述		
	交絡因子の調整		
	欠測や脱落の扱い		
	サブグループや効果修飾因子の解析		
	感度解析		
結　果		Yes or No	コメント
	欠測や脱落に関する記述		
	予定された全解析結果の報告		
	推定値 ＋ 精度（95％信頼区間など）の記述		
	表やグラフの記載のわかりやすさ		
考　察		Yes or No	コメント
	研究の限界（一般化可能性など）に関する記述		
	研究目的や解析結果に応じた結論の記述		

報告の質用チェックリスト（ランダム化比較試験用）

方　法		Yes or No	コメント
	研究デザインの記述		
	Pのセッティング、適格・除外基準		
	Iに関する記述（いつ・誰が・どのように）		

			Yes or No	コメント
		I 以外の治療や介入 （併用療法や観察頻度など）		
		O の評価 （いつ・誰が・どのように）		
		ランダム化の生成に関する記述		
		割付けの隠蔽化に関する記述		
		統計解析に関する記述		
		サンプルサイズ算出根拠		
		あれば非劣性・同等性マージンの設定根拠		
		あれば中間解析や中止基準		
		I・C 間の背景因子のバランス調整		
		欠測や脱落の扱い		
		サブグループや効果修飾因子の解析		
		感度解析		
結　果			Yes or No	コメント
		研究段階に応じた参加者人数の流れ（フローチャート）		
		参加者の募集期間、追跡期間		
		あれば早期終了・中止の理由		
		予定された全解析・アウトカムの報告		
		有害事象の報告		
		相対的 + 絶対的指標を用いたアウトカム報告		
		推定値 + 精度（95% 信頼区間など）の記述		
		表やグラフの記載のわかりやすさ		
考　察			Yes or No	コメント
		研究の限界（一般化可能性など）に関する記述		
		研究目的や解析結果に応じた結論の記述		

当然この中で、医学論文として満たされるべき水準に達していないと考えられる項目があるようなら、その全てに対して、著者に適切な Revise を求めることになるでしょう。

【参考文献】

1) Samaan Z. et al. A systematic scoping review of adherence to reporting guidelines in health care literature. J Multidiscip Healthc. 2013 6;6:169-88.
2) The EQUATOR Network　http://www.equator-network.org/
3) The EQUATOR Network: Translations of reporting guidelines
　　http://www.equator-network.org/library/translations-of-reporting-guidelines/
4) 中山健夫 , 津谷喜一郎 . 臨床研究と疫学研究のための国際ルール集 . 2008. ライフサイエンス出版 .
5) 中山健夫 , 津谷喜一郎 . 臨床研究と疫学研究のための国際ルール集 Part 2. 2016. ライフサイエンス出版 .
6) ライフサイエンス出版 JPT ONLINE
　　http://www.lifescience.co.jp/yk/jpt_online/index_jpt.html
7) Moher D. et al. CONSORT 2010 explanation and elaboration: updated guidelines for reporting parallel group randomised trials. BMJ. 2010 23;340:c869.
8) 観察的疫学研究報告の質改善 (STROBE) のための声明：解説と詳細 .
　　https://www.strobe-statement.org/fileadmin/Strobe/uploads/translations/
　　STROBE-Exp-JAPANESE.pdf
9) 個別の予後や診断に関する多変量予測モデルの透明性ある報告 (TRIPOD) のための声明：解説と詳細　https://www.tripod-statement.org/TRIPOD/Translation-Policy
10) The CARE Package from Scientific Writing in Health & Medicine (SWIHM)
　　https://www.swihm.com/downloads?rq=CARE%20checklist

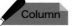

未測定交絡への対処⑤　回帰不連続デザイン

●回帰不連続デザイン regression discontinuity design (RDD)

　医療では、検査値など、カットオフのある指標を用いて次の行動への意思決定を行う
というシチュエーションが多くあります。この状況を利用して行う解析手法が、この回帰
不連続デザインです。例えば、ある疾患の病勢を表すマーカーZと言うものがあって、Z
は連続値を取り、5を超えたらその疾患に対する治療が開始されるという臨床上のプラク
ティスがあったとします。Zが5以下なら治療はなし、Zが5を超えたら治療あり、つまり、
Z=5の前後で治療の有無が急激に変わるという状況です。ここでZの値が5の近傍の方
だけに着目すると、5をまたぐかどうかで治療が決定されるものの、治療の有無以外の因
子は非常に似通っている、という2群を想定することができます。通常、Zの値は、ある
範囲を持って生じる偶然誤差 random error（例えば、±1）を伴って測定されるものな
ので、Z=5のごく近傍の方というのはランダムに治療のあり・なしに振り分けられると考
えることができます。したがって、もし、Z＝5を境に完全に治療のあり・なしが分かれる
ような状況（sharp RDDと言います）であれば、単純に両群を比較するだけで治療効果
が推定できます。しかし、実際は、Z＝5を境に完全に治療が分かれるといった状況は珍
しく、一定数、そのルールを遵守しない人が発生します（fuzzy RDDと言います）。この
場合は、Zを操作変数とする操作変数法を用いることで治療効果を推定することが可能
です。カットオフ値のごく近傍の方だけで見た場合、Zは操作変数の3条件：1．治療・
要因と十分に強く相関する、2．治療・要因を通してしかアウトカムに影響しない、3．
未測定の交絡因子とは関連しない、を満たすと考えられるからです。ただし、Zが病勢を
表すマーカーの場合、その値が5から離れるほど、（5以下で）病勢が落ちついている集
団と（5を超えて）病勢が進んでいる集団で治療のアウトカムに影響を与える因子の偏りが
無視できなくなり、操作変数の条件のうち2と3を満たさなくなります。また、本解析手
法を用いて推定される治療効果は、あくまでカットオフ値のごく近傍の方だけを対象に算
出されたものであり、カットオフ値から離れた方へ当てはめることは妥当でないことも言
い添えておきます。

【参考文献】

1) Moscoe E. et al. Regression discontinuity designs are underutilized in medicine,
   epidemiology, and public health: a review of current and best practice. J Clin Epidemiol.
   2015;68(2):122-33.

●2節　結果の解釈：バイアスリスクの評価

┌─ 本節の目的と目標 ──────────────────
│ 1. バイアスについて理解する
│ 2. Risk of bias 評価ツールについて知る
│ 3. バイアスリスクについてチェックリストで評価する
└────────────────────────────────

2-1. どんな研究にも潜むバイアスのリスク

　ここでは、研究結果を解釈する際に必ず考慮しなければならないバイアス bias の影響について考えます。知ろうとする真実の値と研究で得られる値とのずれを誤差 error と言いますが、偶然生じ、真値からのずれの向きは一定でない偶然誤差 random error とは異なり、系統的にある向きを持って結果が歪められて生じる誤差のことをバイアス（系統誤差 systematic error）と呼びます。バイアスの向きは、結果を過大評価させる方向に働くこともあれば、過小評価させる方向に働くこともあります。また、偶然誤差はサンプルの数や研究の数を増やすことでその影響を小さくすることができますが、バイアスの影響にはサンプル数の増加では対処できません。査読者が、論文上で報告された研究結果を解釈する上で、このバイアスの影響を常に念頭に置いておく必要があることは言うまでもありません。

図解　偶然誤差と系統誤差のイメージ

【偶然誤差】

━━━━●●●●●●●●●●━━━━

真値を中心にずれの向きはばらばら（←→）

【系統誤差】

━━●━━━━●●●●●●●●━━

真値から一定の向き（→）にずれ

● 真値　　● 測定で得られた値

　バイアスには様々なものがあり、研究のあらゆる段階で生じ得ます。本書

では、そのようなバイアスを、便宜上、交絡とそれ以外の二つに分けることにします。交絡の影響に対しては、第2章2節でも触れた通り、研究デザインによる対処に加え、（ちゃんと測定されていれば）統計解析によっても調整することが可能です。一方、交絡以外のバイアスによる影響は、通常、統計解析では対処することができません。なぜなら、解析に用いるデータ自体が既に誤ったものになってしまっているからです。いずれにせよ、交絡も含め、バイアスの影響をできるだけ排除するためには、研究者は研究実施前からそれぞれへの対処について十分に検討しておく必要があります。とは言っても、残念ながら、バイアスのリスクを完全に排除してしまうことはできません。それは、たとえ研究デザインとして RCT を選択してもです。ただ、結果的にバイアスの影響の可能性が残ったとしても、著者側で適切に配慮できていれば、少なくとも読者が結果を誤って解釈しないよう、予め論文の中にバイアスリスクへの注意を促す文言を含めておくことはできます。査読者としても、著者によるバイアスへの配慮が適切か十分に評価する必要があり、不適切な場合には対処を求めることになります。

図解　誤差の分類

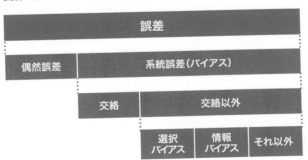

出典：福原俊一. 臨床研究の道標：7つのステップで学ぶ研究デザイン 第2版. 2017. 健康医療評価研究機構. 下巻 p.65図6-1「誤差の分類」より一部改変

　　査読者として知っておいて欲しい交絡以外のバイアスには、大きく分けて選択バイアス selection bias と 情報バイアス information bias の2種類あり

ます。選択バイアスとはつまり、セッティングの選定や研究参加者・解析対象者の組入れ・除外、参加者のリクルートなどといった、主にＰの選択に関連して生じるバイアスのことを言います。選択バイアスにも2通りあって、比較の質（内的妥当性 internal validity）を落とすものと得られた結果の一般化可能性 generalizability/applicability/transportability（外的妥当性 external validity）を落とすものに分かれます。前者は、特に症例対照研究におけるコントロール群の選び方で問題になります。症例対照研究における理想的な対照 control というのは、「症例 case の属する母集団と同じ集団から選ばれた、アウトカムを生じていない人」なわけですが、古典的症例対照研究でそのような対照群を設定するのは現実的に困難です。それに伴って推定精度が落ち、また設定されたコントロール群が異なれば得られる効果量も異なることになるので、結果を解釈することがより難しくなります。特に、後述する診断精度研究では、古典的な症例対照研究は two-gate design（症例群とコントロール群で母集団や組入れ基準が異なるデザイン）と呼ばれ、single-gate design である横断研究と比較して診断性能の過大評価に繋がることがわかっています。コホート内症例対照研究 nested case-control study と言って、予め研究の中で追跡されている大きなコホート内で症例と対照を選択するようなデザインを用いることができれば、このような選択バイアスにも対処することができます。また、RCT であっても、割付けの隠蔽化 allocation concealment が適切に行われないと、割付けに対する意図的な操作が可能となって「比較の質を落とす選択バイアス」が生じ得るので注意が必要です。

　一方、後者の選択バイアスは、研究参加者や解析対象者が、真に知りたい標的母集団 target population からずれていること（例えば、年齢や性別、全身状態の分布などにおけるずれ）で生じるものになります。例えば、抗がん剤の臨床試験の多くは、全身状態が良い人だけが研究に組み入れられるため、その試験で得られた結果を実臨床で患者さんにそのまま当てはめられないということがよく限界として言われます。これは後者の選択バイアスに起因するもの

と言えます。対処法としては、母集団全員を対象に調査する悉皆調査（全数調査）や母集団からランダムに対象者を抽出するランダムサンプリングがあります。母集団の性質を代表する（代表性 representativeness が担保される）対象者であれば、そこから母集団の性質を推定することができるというわけです。

図解　研究のフローと各段階で関連する主なバイアス

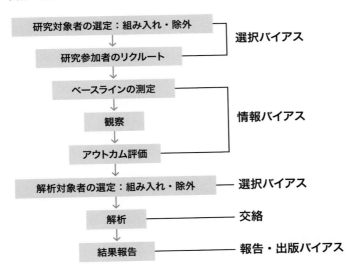

また、情報バイアスは、E（I）やC、Oの測定や分類に関連して生じるバイアスのことを指しますが、こちらもかなり多岐にわたります。[1] 本節では、特に、『臨床研究の道標』の中でも取り上げられている主要なバイアスについて、改めて整理しておきます。[2]

①選択バイアス

a. サンプリングバイアス sampling bias

先程述べた、古典的な症例対照研究などにおいて対照を選択するにあたり生じるバイアスで、比較の質を落とす（すなわち、推定精度を落とす）原因となります。このバイアスに対する結果の頑健性 robustness を示すために、感度解

析として異なるコントロール群を複数設定し、それぞれにおいて推定される効果量が同様であることを見せるなどの工夫が摂られることもあります。

b. ランダムでない脱落

loss to follow-up bias / biased follow-up / attrition bias

　一般的に、脱落は何か理由があって生じるものであり、その発生が完全にランダム missing completely at random（MCAR）であると断定するのはなかなか難しいことです。完全にランダムでない脱落は、E（I）に関連するもの、Oに関連するもの、E（I）とOの両方に関連するものに分けられますが、このうち、両方に関連して生じる脱落があると、比で示される関連の指標（リスク比など）が歪められる可能性があります。また、いずれの場合でも、脱落が多いと、脱落を除いた残りの集団が元の集団の性質を反映しなくなり、残った集団の中で得られた結果を解釈することが難しくなります。正確な効果推定を行うためには、やはり、研究計画の段階で極力脱落が生じないよう予防策を講じておくことが何よりも大切だということです。また、生じてしまった脱落に対しては、その理由を解明しようとする努力が必要です。脱落した人とそうでない人のベースラインデータを比較するなど、データを用いた検証と臨床的メカニズムに基づく脱落についての十分な考察が望まれます。

　また、統計解析における欠測データの取り扱いに関しては、除外して complete case analysis のみ行われている論文もよく見ますが、上記の理由から、それでは不適切な可能性があります。対処法としては、欠測に対する様々なシナリオを想定した感度解析を行い、結果が大きく変わらないことで頑健性を示す、ということがよく行われます。最近では、シミュレーション研究の結果から、complete case analysis は副解析として、主解析は多重代入法 multiple imputation で補完した全データを利用した解析を用いるよう推奨する研究者もいます。[3]

c. 自己選択バイアス self-selection bias

（志願者バイアス volunteer bias）

　研究への参加・不参加が対象者の自己判断に委ねられる場合、より研究に関心のある人ほど参加しやすくなることが実証的に知られています。それに伴い、特にOに影響を与える性質において、研究参加者が標的母集団 target population を代表しなくなることで生じるバイアスのことを言います。地域住民を対象とする疫学研究であれば、より健康に関心の高い、ヘルスリテラシーの高い住民が研究に参加しやすいなどがこれに当たります。一般化可能性を落とすだけでなく、例えば、コントロール群に偏って研究への参加志願者が多く含まれるような症例対照研究では、比較の質を落とす原因にもなります。

手挙げ方式で生じるバイアス

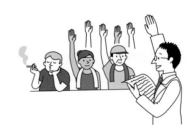

d. 未回答（者）バイアス non-response (non-respondent) bias

　ある特定の性質をもった集団が回答に対して消極的になることによって生じるバイアスで、「ランダムでない脱落」として対処を検討することになります。

②情報バイアス

a. 誤分類 misclassification

　特に観察研究では、変数の定義や測定・診断方法が統一されていなかったり、統一されていたとしても、科学的に妥当と言えない方法で実施されていたりすることがしばしばあり、これらが誤分類の温床となります。誤分類には、グループ間（EとC）でその発生に偏りがある場合 differential misclassification とそうでない場合 non-differential misclassification があります。もちろん、バイア

スとしてより問題となるのは前者です。Oの誤分類がE（I）と関連して生じる場合、グループ間で偏ることになりますが、誤分類発生のメカニズムにより、バイアスの向きは過大評価・過小評価ともにあり得ます。特に問題となるのは、観察研究ではOの測定者が盲検化されていないことも多く、EとOの関連に関して、測定者の都合の良いように解釈してOを評価し、結果、効果の過大評価に繋がってしまうケースです。Oが主観的な性質のものであれば、なおさらこの影響を受けやすくなります。

b. 思い出しバイアス recall bias

イベントを発生した人の方が過去のEへの曝露を思い出して報告しやすい傾向があり（Oに対し負のインパクトを持つEであれば、逆に思い出しにくい傾向となります）、特に、Oが発生してから振り返ってEを探るデザインの症例対照研究においては、Eの効果を過大評価する原因となり得ます。このようなEの誤分類を減らすには、Eの測定手段として、記憶や自己申告ではなく、記録を利用するなどの方法があります。

都合の良い記憶を取り出しがち

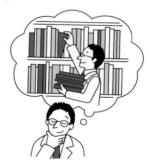

c. 診断バイアス diagnostic (suspicion) bias / ascertainment bias

Oの評価者がE（I）の有無を知っていることで、Oの測定の頻度や強度、診断のされやすさが変わり生じるバイアス（誤った診断によるOの誤分類も起こり得ます）で、特に評価者がE（I）とOの関連を信じている場合に、E（I）の効果を過大評価する原因となり得ます。予防のためには評価者や研究参加者に対

する盲検化 blinding（マスク化）が重要です。

　ところで、この盲検化 blinding と割付けの隠蔽化 allocation concealment を混同してしまっている人が少なくないのではと思います。似て非なるものなので、ここでしっかり区別できるようにしておきましょう。後者は、研究参加者の組入れ時など、介入実施前に割付け担当者や参加者を対象に行うもので、次にどの群に割付けられるか知ることができる、あるいは予測できてしまうことで生じる選択バイアス（上述）を防ぐための手段です。一方、前者は、介入実施時・実施後に、参加者や介入実施者、O の評価者やデータ解析者を対象として、様々な情報バイアスを防ぐ目的で行う手段になります。割付けの隠蔽化は、研究実施者の努力により必ず行うことが可能ですが、盲検化は介入の種類によっては行えない場合もあります（例えば、I が手術、C が手術なしの場合など）。

d. 面接者バイアス interviewer bias

　面接者が、意識的にあるいは無意識の内に、自身の想定する因果関係について好ましい方向に選択的な情報収集を行った時に E（I）の効果を過大評価する方向にバイアスが生じ得ます。また、研究参加者が、面接者に応じて相手や自身の都合の良いように選択的に情報を伝える場合にもバイアスが生じます。研究の意図や仮説がわかるとより起こりやすいため、面接者は研究者とは別の、独立した人が担い、また盲検化することがやはり重要です。

圧迫面接

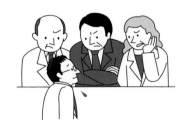

e. 発見徴候バイアス detection signal bias

　E（I）が何らかの徴候や症状をもたらし、それによって診察や検査を受ける

確率が高まって O の発見割合が高まるようなことがあると、結果的に E (I) の効果を過大評価することに繋がります。『臨床研究の道標』では、エストロジェン服薬と子宮がんの関連を調べる研究を例に挙げ、次のように説明されています。[2]「もし背景に、エストロジェン服薬が不正出血を誘発し、→そのために検査を受ける確率が高まり、→結果的に子宮がんが発見される確率も高くなる、というパスウェイが存在していると、エストロジェン服薬と子宮がんとの関連は過大評価されてしまいます」。診察や検査、フォローアップの方法や頻度を、両群で同じになるよう予め定めておくことで、ある程度予防することができます。

なお、後述する、システマティック・レビューで行うバイアスリスク評価の際に出てくる、RCT の盲検化と関連した「detection bias」とは別物ですのでご注意下さい。

f. ホーソン効果 Hawthorne effect

自身が観察の対象になると知ることで、研究参加者がそれ以降の行動を変える現象のことをいい、一般的には、望ましい方向、つまり O が良くなる方向に行動変容が起こることが知られています。E (I) と C の両群で起こり得、比較の質（推定精度）には関わらないこともあれば、系統的に両群で効果の差が生じることもあります。その場合、方向として過大評価も過小評価もあり得ますが、RCT において両群の差が出にくくなる方向に (toward the null hypothesis) 作用する（介入効果があったとしても過小評価されてしまう）事例はよく知られるところです。

観察研究におけるバイアスに関しては、報告の質のところでも紹介した、STROBE 声明の解説論文にもいくつか説明があります。[4] さらに詳細にバイアスについて学ばれたい場合は、後述の文献 1) を読んでみて下さい。医学研究における数多くのバイアスに関して、リストと解説が載っています。また、日本語のものだと、文献 5) に薬剤疫学研究、特にデータベース研究でよくある、注

意すべきバイアス（immortal time bias や prevalent user bias など）について非常にわかりやすく記載されており、参考になります。

2-2. Risk of bias 評価ツールとは

　一般的にこういったバイアスの影響を定量的に評価するのは難しく、例えばシステマティック・レビューにおいては、組み入れる一次研究それぞれの質を測るため、主要なバイアスのリスクをドメインごとに可視化して定性的に評価するということが行われます。その時に評価の指標として用いられるのが、コクランレビューで知られる、コクラン（Cochrane）グループにより開発された、Risk of bias 評価ツールです。コクランは、情報に基づく適切な意思決定の実現を目指して、世界の人々に健康に関する良質なエビデンスを提供することを目的に活動を行う国際的学術組織（日本支部もあります！）で、様々な有用な資材をウェブサイト上で無料公開しています。コクランライブラリーと呼ばれる公開データベースには、コクランレビューや主要な RCT の情報が集められているほか、コクランハンドブックといって、コクランレビュークオリティのシステマティック・レビューを実施するにあたって読むべき教科書まで、誰でも簡単にアクセスできるような形で収められています。[6]　ちなみに、ハンドブックを読めばわかりますが、コクランレビューは極めて厳密な基準に則って実施・査読されるので、一般的に最も質の高いシステマティック・レビューと考えられます。[7]

コクランのウェブサイト

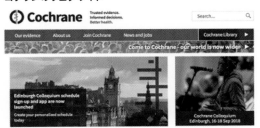

出典：Cochrane Library　https://www.cochranelibrary.com/

実際のシステマティック・レビューでは、バイアスリスクをドメインごとに「低
〜高」（あるいは「不詳 no information / unclear」や「懸念事項あり some
concerns」）に分類し、判定します。ここで言う「ドメイン」とは、研究の段階（参
加者の組入れ、介入実施、アウトカム評価、データ解析、論文公表など）に
相当します。各段階で評価対象となるバイアスリスクは、いずれも実証的
empirical エビデンスと理論的 theoretical 背景から結果に影響を与えると
考えられる非常に重要なものであり、したがって査読の際にも確認されること
が望まれます。Risk of bias 評価ツールは研究デザインごとに開発されています。
それぞれにおいて、バイアスリスクの判定に用いられるいくつかのシグナリング・
クエスチョンが設定されており、非常に具体的でわかりやすいです。ただ、そ
の多くは、残念ながらまだ正式な日本語版が作成されておりません。ここでは
概要だけ紹介させていただきますが、出典を挙げておきますので、ぜひオリジ
ナルも見てみて下さい。

① ランダム化比較試験のための RoB2

　コクランレビューでは、長らく、RCT のバイアスリスク評価に RoB が使用さ
れてきましたが、最近アップデートされ RoB2 となりました。[8] これまでもマイ
ナー修正による RoB 内でのバージョンチェンジはありましたが、今回は大幅に
変更が行われた形になります。バイアスリスクをドメインごとに評価するスタイル
は変わりませんが、ドメインの数が減らされ、その代わりに総合評価が追加さ
れました。ガイダンスという形で詳しい解説も用意されており、理想的な割付
けの隠蔽化はどのように行われるべきなのか、どういうアウトカムデータの欠測
がバイアスの原因となるかなど、各ドメインについて、判定の際に役立つ情報
がたくさん載っています。

RoB2のガイダンス

Contents

出典：riskofbias.info ウェブサイト Current version of RoB 2
https://sites.google.com/site/riskofbiastool/welcome/rob-2-0-tool/current-version-of-rob-2

その中で、チェックすべきバイアスのドメインとしては次の五つが挙げられています。

【RoB2でチェックするバイアスドメイン】

1. 割付けの隠蔽化 allocation concealment など、ランダム化プロセスに関連して生じるバイアス
2. 研究参加者や介入実施者に対する盲検化 blinding など、（意図した）介入の実施に関連して生じるバイアス
3. アウトカムの欠測により生じるバイアス
4. アウトカム評価者への盲検化 blinding や 誤分類 misclassification の発生など、アウトカム測定に関連して生じるバイアス
5. 選択的結果報告により生じるバイアス

　1～4は前項で述べた通りであり、5は第2章2節の中で SPIN について述べた事項のうち、特にチェリー・ピッキングに関連するものだと理解していただければ OK です。

　ちなみに、患者報告アウトカム patient reported outcome（PRO）などの主観

的なアウトカムと比べると、全死亡のような客観的アウトカムでは、十分に隠蔽化や盲検化がなされていなくてもバイアスの影響を受けにくいことが報告されています。[9]

②治療・介入効果を見る観察研究のための ROBINS-I

　スキームとして RoB に準じる形で、観察研究の中でも特に、治療・介入効果を見る研究デザインにおけるバイアスリスク評価ツールとして、ROBINS-I が開発されました。[10] こちらも英語ですが詳しいガイダンスが付いていますので、ぜひオリジナルを参照下さい。

ROBINS-I のガイダンス

> Risk Of Bias In Non-randomized Studies of Interventions (ROBINS-I):
> detailed guidance
>
> Edited by Jonathan AC Sterne, Julian PT Higgins, Roy G Elbers and Barney C Reeves
> on behalf of the development group for ROBINS-I
>
> Updated 20 October 2016
>
> **To cite the ROBINS-I tool:** Sterne JAC, Hernán MA, Reeves BC, Savović J, Berkman ND, Viswanathan M, Henry D, Altman DG, Ansari MT, Boutron I, Carpenter JR, Chan AW, Churchill R, Deeks JJ, Hróbjartsson A, Kirkham J, Jüni P, Loke YK, Pigott TD, Ramsay CR, Regidor D, Rothstein HR, Sandhu L, Santaguida PL, Schünemann HJ, Shea B, Shrier I, Tugwell P, Turner L, Valentine JC, Waddington H, Waters E, Wells GA, Whiting PF, Higgins JPT. ROBINS-I: a tool for assessing risk of bias in non-randomized studies of interventions. *BMJ* 2016; 355: i4919.
>
> **To cite this document:** Sterne JAC, Higgins JPT, Elbers RG, Reeves BC and the development group for ROBINS-I. Risk Of Bias In Non-randomized Studies of Interventions (ROBINS-I): detailed guidance, updated 12 October 2016. Available from http://www.riskofbias.info [accessed [date]]
>
> **Contents**
>
> 1　Contributors 2
> 2　Background 3
> 　2.1　Context of the tool 3
> 　2.2　Assessing risk of bias in relation to a target trial 3
> 　2.3　Domains of bias 4
> 　2.4　Study designs 8
> 　2.5　Risk of bias assessments should relate to a specified intervention effect ... 8

出典：riskofbias.info ウェブサイト ROBINS-I detailed guidance (2016)
https://sites.google.com/site/riskofbiastool/welcome/home/current-version-of-robins-i/robins-i-detailed-guidance-2016

【ROBINS-I でチェックするバイアスドメイン】

1. 交絡（ベースラインの交絡と時間依存性交絡 time-varying confounding）によるバイアス
2. 参加者の選択に関連して生じるバイアス（適応交絡を含む）
3. 介入の分類や介入群の定義に関連して生じるバイアス

4. 意図した介入からの逸脱により生じるバイアス（グループ間の共介入 co-intervention に関する不均衡も含む）

5. 欠測データにより生じるバイアス

6. 誤分類 misclassification の発生など、アウトカム測定に関連して生じるバイアス

7. 選択的結果報告により生じるバイアス

※さらにオプションとして、これらのバイアスがどちら向きに結果を歪めるか（介入効果を過大評価させる／過小評価させる、あるいは効果推定を null [差がない] 方向に近づける／遠ざける）について各々検討する。

　ここで、観察研究でより問題となる、時間依存性交絡 time-dependent / time-varying confounding と 共介入 co-intervention について簡単に説明を追加しておきます。

　まず、時間依存性交絡ですが、これは文字通り、交絡のうち時間によって変わるもののことを言い、コホート研究で問題となります。例えば、実臨床では、病勢を表す検査データ（つまり、マーカー）に基づいて治療を決めるというプラクティスがよくあります。コホート研究の観察期間中に、複数回マーカーの値が測定され、その都度データによって治療が中断・変更・再開された場合、同じ人であっても、ある期間は治療あり群、別の期間は治療なし群に入るといった事態が起こり得ます。また、マーカーの値は前値とともに治療の影響も受け、下の図のような矢印の関係性で捉えられます。

図解　時間依存性交絡因子としての検査データ

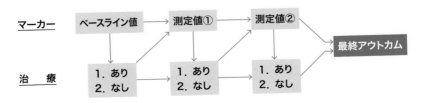

この図を見るとおわかりいただけると思いますが、マーカーの値はタイミングによって治療とアウトカムの関係性における交絡因子でもあれば中間因子でもあります。コホート研究としてありがちなのが、交絡因子としてベースラインのマーカー値のみ調整し、初期治療と最終アウトカムとの関連を見るようなものですが、アウトカムに対する治療の効果を推定する上で、この方法が適切でないのは何となくおわかりいただけるのではと思います。この場合の「マーカー値」が正に時間依存性の交絡因子で、周辺構造モデル marginal structural model などの解析手法を用いることで対処できるようになります。実際、このような状況で時間依存性交絡の影響を考慮しないと治療効果の誤った推定に繋がります。少し発展的な内容ではありますが、査読の際にも、ベースラインの交絡因子に加えて、時間に依存して変化する交絡因子がないかチェックするようにすると良いでしょう。

　次に、共介入についてですが、こちらはそう複雑な話ではありません。その研究で着目するメインの介入や治療 (I) 以外で、並行して行われた介入や追加治療など、アウトカムに影響を与えるもの (つまり、予後因子 prognostic factor) のことを指します。検査やフォローアップも共介入として捉えられ、その方法や頻度がグループ間で異なるとバイアスの原因となります。観察研究では、往々にして、着目する介入以外のプラクティスもグループ間で大きく異なっているという事態が起こり得ますから、こちらも注意する必要があります。

③要因とアウトカムの関連を見る観察研究のための ROBINS-E

　ROBINS-I に引き続いて、要因とアウトカムの関連を見る観察研究のための ROBINS-E の開発が行われています。内容としてかなり似通っていますが、本書執筆時点で、まだ正式な完成に至っておらず、ウェブサイト上で閲覧可能なものも、"A preliminary tool" となっていますので、今後大幅に見直される可能性もあります。[11]

ROBINS-Eのpreliminary toolにおけるチェックリスト（コホート研究用）

Risk of bias for exposures			v_2017July
Risk of bias assessment (cohort-type studies)			
Bias due to confounding	1.1 **Is there potential for confounding of the effect of exposure in this study? If N or PN to 1.1: the study can be considered to be at low risk of bias due to confounding and no further signaling questions need he considered**	Y / PY / PN / N	[Description]
	If Y/PY to 1.1, answer 2.1 and 1.3 to determine whether there is a need to assess time-varying confounding: 1.2 **IF Y or PY to 1.2:** Was the analysis based on splitting fellow up time according to exposure received?	NA / Y / PY / PN / N / NI	[Description]
	If N or PN to 1.2, answer questions 1.4 to 1.6, which relate to baseline confounding		
	1.3 **If Y or PY to 1.2:** Were exposure discontinuations or switches likely to be related to factors that are prognostic for the outcome?	NA / Y / PY / PN / N / NI	[Description]
	If N or PN to 1.3, answer questions 1.4 to 1.6, which relate to baseline confounding		
	1.4. Did the authors use an appropriate analysis method that adjusted for all the critically important confounding areas?	NA / Y / PY / PN / N / NI	[Description]
	1.5. **If Y or PY to 1.4:** Were confounding areas that were adjusted for measured validly and reliably by the variables available in this study?	NA / Y / PY / PN / N / NI	[Description]
	1.6. Did the authors avoid adjusting for post-exposure variables?	NA / Y / PY / PN / N / NI	[Description]
	If Y or PY to 1.3, answer questions 1.7 and 1.8, which relate to time-varying confounding		

出典：University of Bristolウェブサイト　https://www.bristol.ac.uk/population-health-sciences/centres/cresyda/barr/riskofbias/robins-e/

【ROBINS-E（コホート研究用）でチェックするバイアスドメイン】

1. 交絡によるバイアス
2. 参加者の選択に関連して生じるバイアス
3. 要因の分類や定義に関連して生じるバイアス
4. 意図した要因からの逸脱により生じるバイアス
5. 欠測データにより生じるバイアス
6. アウトカム測定に関連して生じるバイアス
7. 選択的結果報告により生じるバイアス

④診断精度研究のためのQUADAS-2

　研究デザインの項では詳しく述べませんでしたが、一般的に診断精度 diagnostic accuracy 研究とは、新たに関心のある検査（インデックス検査 index test）が、現在 ゴールドスタンダード gold standard あるいは参照基準 reference standard として用いられている、最も妥当性が高いと考えられる検査と比較して、どの程度性能が良いかを検討する研究のことを言います。観察研究、特に横断研究として行われることがほとんどかと思います。

　対象となる検査には、検体検査や画像検査だけでなく、臨床面接から得ら

れる症状や身体所見を含めた臨床診断、質問票など、幅広いものが含まれます。特定の疾患や健康状態（検査標的 target condition）の検出に対するインデックス検査の有効性の指標には、感度 sensitivity や特異度 specificity、陽性および陰性的中度 positive and negative predictive values や正確度 accuracy、陽性および陰性尤度比 positive and negative likelihood ratios、診断オッズ diagnostics odds ratio、ROC 曲線 receiver operating characteristic curve などが用いられます。

　診断精度研究のシステマティック・レビューに対するバイアスリスクの評価として、コクランでも推奨されているのが QUADAS-2 になります。[12]「-2」とある通り、RoB と同様、以前は QUADAS（Quality Assessment of Diagnostic Accuracy Studies）が用いられていました。QUADAS-2 は、幸い、既に日本語に翻訳されており、診療ガイドライン作成で有名な Minds のウェブサイト上でも公開されています。[13]

【QUADAS-2 でチェックするバイアスドメインとシグナリング・クエスチョン】

1. 患者選択

　a. 連続した患者か、ランダムサンプルを組み入れたか。

　b. 症例対照デザインではないか。

　c. その研究は不適切な除外を行っていないか。

2. インデックス検査

　a. インデックス検査の結果の解釈は参照基準の結果がわからない状態で行われたか。

　b. 閾値が用いられた場合、それは事前に定義されたか。

3. 参照基準

a. 参照基準は診断標的を正しく分類していると考えられるか。

b. 参照基準結果の解釈はインデックス検査結果がわからない状態で行われたか。

4. フローとタイミング

a. インデックス検査と参照基準の間に適切な期間があったか。

インデックス検査と参照基準の結果は同時期に同一患者で収集されることが理想であるが、遅延がある場合や、治療がインデックス検査と参照基準の間に開始される場合には、状態の回復や悪化により誤分類が生ずる可能性がある。慢性疾患では数日の遅延は問題にならないことが多いが、急性の感染症では短い遅れが重要となる可能性があり、バイアスリスクが高いと評価される期間は状況によって異なる。

b. すべての患者が参照基準を受けたか。

c. 患者は同一の参照基準を受けたか。

d. すべての患者が解析に含まれていたか。

※いずれも回答として「はい」であれば好ましい状況だと考えられる。

出典：小島原典子ら．診断精度研究のバイアスリスク評価ツール QUADAS-2：a Revised Tool for the Quality Assessment of Diagnostic Accuracy Studies 2 の活用．Jpn Pharmacol Ther（薬理と治療）vol. 42 suppl. 2 2014. 表 2 フェーズ 4：バイアスリスクと適用可能性 より許可を得て抜粋

　診断精度研究自体にあまり馴染みがない方も多いかもしれませんが、挙げられている内容はそこまで難しい話ではないのではと思います。ここでも盲検化 blinding が重要な判定項目となっていますが、特にインデックス検査が「参照基準の結果がわからない状態で行われ」ている研究は、意外と少ないように思います。また、研究デザインとして症例対照研究が大きなバイアスの原因となる

ことは既に述べた通りです。

　ここでご紹介したツールは、本書執筆時点では最新のものですが、定期的にアップデートされているので、今後、適宜、修正や追加が入る可能性があります。また、コクラン以外のグループが開発した同様のツールも複数あり、例えば、観察研究用の RoBANS（Risk of Bias Assessment tool for Non-randomized Studies）や Newcastle-Ottawa Scale（NOS）などもよく知られるところですが、査読時のチェック項目としては①～④を押さえておけば十分ではないかと思います。さらに、近年、システマティック・レビューを扱う論文が激増していることもあり、私の周りでもちらほら「システマティック・レビューの査読依頼が来た」と言われている先生を目にします。システマティック・レビューのための評価ツールとしては AMSTAR 2 というものがあり、既に日本語訳もされているので、もしそのような依頼があれば、ぜひ前節で触れた報告の質を評価する PRISMA とともに、AMSTAR 2 を参照下さい。[14)]

2-3. チェックリストによるバイアスリスク評価のまとめ

　査読の際、重要なバイアスについても系統的・網羅的にリスク評価できるよう、上記の様々な文献に準じて、適宜私の方でチェック項目を選定、改変し、次のようなチェックリストを作成しました。

バイアスリスク用チェックリスト (観察研究用)

考　察		Yes or No	コメント
	未測定交絡の可能性とその方向 ：特に適応交絡		
	交絡以外のバイアスの可能性		
	研究デザインや解析手法に内 　在するバイアスの可能性		
	P の選択 (サンプリング) に伴 　うバイアスの可能性		
	欠測や脱落に偏りがある可能性		
	E・C に関する誤分類の可能 　性		
	共介入や共曝露に偏りがある 　可能性		
	O に関する誤分類の可能性 　：特に評価者盲検化の有無、 　O は客観的か主観的か		
	一般化可能性		

バイアスリスク用チェックリスト (ランダム化比較試験用)

考　察		Yes or No	コメント
	ランダム化の生成に伴うバイアス の可能性		
	割付けの隠蔽化に伴うバイアス の可能性		
	盲検化に伴うバイアスの可能性		
	意図した介入からの逸脱に伴う バイアスの可能性		
	欠測や脱落に偏りがある可能性		
	研究デザインや解析手法に内在 するバイアスの可能性		
	一般化可能性		

　本チェックリストで挙げた重要なバイアスについても、そのリスクについて論文の中で適切に論じられていない場合、当然査読者としては、著者に考察する

よう促すことが望まれます。また、致命的なもの、つまり、研究の根幹に関わるが解決できないと考えられる重要なバイアスのリスクがある場合には、Associate Editor に Reject を示唆するという判断もあり得るでしょう。

なお、項目によっては一部概念的に重複するものもありますが、査読時に使用する上では区別しておいた方が実作業を行いやすいだろうと思われたものは敢えて私の方で独立した項目として設けてあります。特に、両方のチェックリストに追加的に含めた、「研究デザインや解析手法に内在するバイアス」の項目については、ここで少し説明を追加しておきます。こちらは、第2章2節のところで、要旨をまとめる際に抽出した「研究デザイン」や「主要解析」の項目と結び付けて検討するものになります。研究デザインや統計解析には、それぞれ内在する限界や欠点があることは既に述べた通りですが、第2章では主に観察研究について言及しました。RCT においても、ランダム化の単位が個人 / クラスター[15]、解析のフェーズが中間（特に早期中止となったもの）[16] / 最終、示したいものが優越性 / それ以外（非劣性や同等性）[17] [18] の違いで考慮すべき研究の限界や欠点も異なってきます。そういった限界や欠点が、研究の中で大きなバイアスの要因となり得るということであれば、この項目でチェックしていただくと良いと思います。

【参考文献】

1) Delgado-Rodríguez M, Llorca J. Bias. J Epidemiol Community Health. 2004;58(8):635-41.
2) 福原俊一. 臨床研究の道標：7つのステップで学ぶ研究デザイン 第2版. 2017. 健康医療評価研究機構.
   ・バイアスについて　☞下巻 pp.64-78
3) Li P, Stuart EA, Allison DB. Multiple Imputation: A Flexible Tool for Handling Missing Data. JAMA. 2015;314(18):1966-7.
4) 観察的疫学研究報告の質改善（STROBE）のための声明：解説と詳細
   https://www.strobe-statement.org/fileadmin/Strobe/uploads/translations/STROBE-Exp-JAPANESE.pdf
5) 野尻宗子. バイアスと交絡：医療情報データベースを使った薬剤疫学研究. YAKUGAKU

ZASSHI. 2015;135(6):793-808.

6) Cochrane Library https://www.cochranelibrary.com

7) Cochrane Handbook
https://methods.cochrane.org/bias/resources/cochrane-handbook

8) RoB 2: A revised Cochrane risk-of-bias tool for randomized trials
https://methods.cochrane.org/bias/resources/rob-2-revised-cochrane-risk-bias-tool-randomized-trials

9) Wood L. et al. Empirical evidence of bias in treatment effect estimates in controlled trials with different interventions and outcomes: meta-epidemiological study. BMJ. 2008;336(7644):601-5.

10) ROBINS-I
https://methods.cochrane.org/bias/risk-bias-non-randomized-studies-interventions

11) The ROBINS-E tool (Risk Of Bias In Non-randomized Studies - of Exposures)
https://www.bristol.ac.uk/population-health-sciences/centres/cresyda/barr/riskofbias/robins-e/

12) Whiting PF. et al. QUADAS-2: a revised tool for the quality assessment of diagnostic accuracy studies. Ann Intern Med. 2011;155(8):529-36.

13) 小島原典子ら. 診断精度研究のバイアスリスク評価ツールQUADAS-2：a Revised Tool for the Quality Assessment of Diagnostic Accuracy Studies 2 の活用
https://minds.jcqhc.or.jp/docs/minds/guideline/pdf/Utilization_QUADAS-2.pdf

14) 上岡洋晴, 折笠秀樹, 津谷喜一郎. 「AMSTAR 2：ヘルスケア介入のランダム化または非ランダム化研究あるいは両方を含むシステマティック・レビューのための厳密な評価ツール」の紹介と解説. Jpn Pharmacol Ther (薬理と治療). 2018;46 (11):1785-96.

15) Meurer WJ, Lewis RJ. Cluster randomized trials: evaluating treatments applied to groups. JAMA. 2015;313(20):2068-9.

16) Viele K, McGlothlin A, Broglio K. Interpretation of Clinical Trials That Stopped Early. JAMA. 2016;315(15):1646-7.

17) Mauri L, D'Agostino RB Sr. Challenges in the Design and Interpretation of Noninferiority Trials. N Engl J Med. 2017;377(14):1357-67.

18) Kaji AH, Lewis RJ. Noninferiority Trials: Is a New Treatment Almost as Effective as Another? JAMA. 2015;313(23):2371-2.

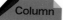

Column 人ではなく、研究や論文を対象に行う臨床研究もある

　臨床研究というと人を対象に行われるイメージが強いですが、実は、研究や論文自体、あるいはガイドラインが研究対象になることもあります。中でも、最も一般的なのはシステマティック・レビューやメタ解析でしょう。既存のエビデンスを可及的に全て収集・整理し、適宜統合・解析して評価することで、現存する最良のエビデンスを創出します。特に、治療や介入の効果を知る上では最も強力な研究デザインと言えます。コストや時間、倫理的な問題などから、自身では RCT を組むことが困難なリサーチクエスチョンに対しても、既に報告された、公開データを有効に活用して実施できるこれらの解析は、研究の実現可能性 feasibility という点で、研究者にとって非常にメリットの多い手法です。手前味噌ながら、私もかつてこれらの手法を用い、腎がん骨転移病変に対する骨修飾薬の治療効果を明らかにしました。[1] 腎がんは比較的骨転移の発症が多いことは知られていますが、絶対数として多いわけではないので、自分で RCT を実施するのは現実的ではありません。複数の RCT 結果を統合できたことで、中等度のエビデンスが骨修飾薬の有効性を支持することがわかりました。さらに、このレビューを通じて、他のがん種と比較してこの領域の研究が非常に少ないことや、今後実施されるべき研究の方向性についても示すことができました。

　研究や論文を対象にすることで明らかにできることは他にも色々あります。メタ疫学研究 meta-epidemiological study という領域では、一般的な臨床研究・疫学研究と同様の解析手法を用いて、これまで人を対象に調べられてきたような事象を、対象を研究や論文に置き換えて調べます。またもや自分の研究で恐縮ですが、私は、米国 FDA による新規抗がん剤承認の根拠になった臨床試験データを収集し、記述的に分析して、実は、これら臨床試験の主要アウトカムデータは、その多くが論文出版されていないことを報告しました。[2] 査読に関わるトピックで見ると、例えば Boutron らは、RCT 論文を対象に記述的に分析して、いかに SPIN が多いか明らかにしています。[3] また、Hopewell らは、分割時系列デザインを用いて CONSORT 声明の発表で RCT 論文における抄録の質がどれくらい改善されたのか示しました。[4] バイアスリスクに関するメタ疫学研究も、示唆に富むものが多いです。例えば、たばこ会社から研究資金を受け取った研究者は、そうでない研究者と比較して、圧倒的に多く、受動喫煙の害を否定する論文を書いていた (!) ことが JAMA で報告され、社会的にも大変なインパクトを与えました。[5] 研究資金源 funding source や利益相反 COI が研究に与える影響については、他にも色々報告があります。[6] また、統計的に有意な結果、あるいは効果量の多い結果ほど出版・報告されやすいといった、出版バイアス・報告バイアスに関する研究も様々あります。[7] [8] 私たちは少し観点を変え、個別データを用いたメタ解析 individual participant data meta-analysis において、個別データを提供した RCT としなかった RCT で何らかの系統的な差 (data availability bias）があるか検討しました。データ提供しなかった研究は、出版年が古い、組入れ人数が少ない、割付けの隠蔽化 allocation concealment が不適切、インパクトファクターが低いといった特徴を有していましたが、効果量に関しては、データ提供の有無で研究間に系統的な違いは認められませんでした。[9]

　ちなみに、査読者としてこのようなメタ疫学研究論文に携わる場合、基本的には人を対象に行われる観察研究論文と同様のスキームで臨めば対応可能と考えます。方法論の専門家でない限り、あまりそういう機会はないかもしれませんが。

【参考文献】
1) Omae K. et al. Comparative efficacy and safety of bone-modifying agents for the treatment of bone metastases in patients with advanced renal cell carcinoma: a systematic review and meta-analysis. Oncotarget. 2017;8(40):68890-68898.
2) Omae K. et al. Publication statuses of clinical trials supporting FDA-approved immune checkpoint inhibitors: a meta-epidemiological investigation. BMC Cancer. 2019;19(1):998.
3) Boutron I. et al. Reporting and interpretation of randomized controlled trials with statistically nonsignificant results for primary outcomes. JAMA. 2010;303(20):2058-64.
4) Hopewell S. et al. Effect of editors' implementation of CONSORT guidelines on the reporting of abstracts in high impact medical journals: interrupted time series analysis. BMJ. 2012;344:e4178.
5) Barnes DE, Bero LA. Why review articles on the health effects of passive smoking reach different conclusions. JAMA. 1998;279(19):1566-70.
6) Lundh A, et al. Industry sponsorship and research outcome. Cochrane Database Syst Rev. 2017;2:MR000033.
7) Dechartres A, et al. Association Between Publication Characteristics and Treatment Effect Estimates: A Meta-epidemiologic Study. Ann Intern Med. 2018;169(6):385-393.
8) Lee K, Bacchetti P, Sim I. Publication of clinical trials supporting successful new drug applications: a literature analysis. PLoS Med. 2008;5(9):e191.
9) Tsujimoto Y. et al. No consistent evidence of data availability bias existed in recent individual participant data meta-analyses: A meta-epidemiological study. J Clin Epidemiol. 2019 pii: S0895-4356(19)30473-1.

●3節　結果の解釈：因果の評価

本節の目的と目標

1. 医学研究で用いられる因果推論の概要を知る
2. Hill の基準を理解する
3. 因果関係についてチェックリストを用いて評価する

3-1. 因果関係とは

　医学研究の最大の目的の一つに、複数の事象の間の因果関係 causality/
causal relationship を明らかにするということがあります。ただ、一口に因果関
係と言っても、実は様々な切り口があり、定義があります。それに伴って因果
関係を証明するためのアプローチ (因果推論 causal inference) にも様々な流儀
があるのですが、臨床研究でよく行われるのは、疫学的アプローチと統計学的
アプローチを組み合わせた方法になります。原因がもたらす効果を因果効果
causal effect と呼び、疫学ではしばしば、個人レベルよりも集団レベルでの平
均因果効果 average causal effect を調べます。疫学、あるいは観察研究
でよく用いられる因果推論のスキームは、まず、リサーチクエスチョンで知りた
い因果関係に従ってEとOを設定、続いて、臨床的知見や先行研究の結果
をもとにEとOに関わる重要な第3の因子を同定し、これらを因果の向きを示
す矢印とともに概念モデル (DAG) 上に適宜配置します。この概念モデル上で
想定される複雑な関係性において、EがもたらすOの平均因果効果を推定する
ために最も適した研究デザインと解析手法を選択する、という具合です。これ
は、本書や『臨床研究の道標』でも基盤となる因果推論の考え方です (☞第2
章2節参照)。

　では、どうすれば真の因果効果を測定することができるでしょうか。これを考
える上で、Rubin らは「潜在的アウトカム potential outcome」(あるいは「反

事実 counterfactual」) という考え方を導入します。[1] 因果効果のことを介入効果 (あるいは処置効果) treatment effect とも言いますが、個人レベルでの介入効果を測定しようと思ったら、介入がある場合とない場合のアウトカムの違い (差や比) について、同一個人で比べればわかります。しかし、残念ながら、同一個人において、介入がある場合とない場合を同時に設定することは、事実上不可能です。同一個人における介入の有無はどちらか一方しかないので、「反事実」の場合のアウトカムを観察できないこと (＝データの欠測) により、結局個人レベルの因果効果を測定することができないという考え方です。ところが、集団レベルでなら、条件を整えることで、「反事実」を観察することなく平均介入効果 average treatment effect (ATE) という形で求めることができるようになります。この ATE が Rubin の言う因果関係 causation で、関連 association との違いは次図のように説明されています。

図解　因果関係 causation と関連 association

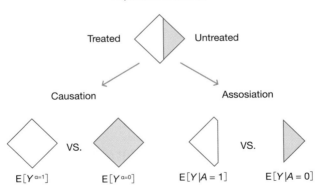

出典：Harvard T.H. Chan School of Public Health ウェブサイト内 Causal Inference Book
https://www.hsph.harvard.edu/miguel-hernan/causal-inference-book/
Hernán MA, Robins JM (2020). Causal Inference: What If. Boca Raton: Chapman & Hall/CRC.

　Causation とは、すなわち、介入を受けた人と受けなかった人を合わせた全体の集団を対象に、介入を行った場合と行わなかった場合で生じるアウトカム

の違い（差や比）のことを指します。そして、このATEを調べるための研究デザインがRCTなのです。一方、観察研究では、この図における関連 association を見ていることがおわかりいただけると思います（ちなみに関連 association と相関 correlation の違いは、後者が線形の関係のみを指すのに対して、前者は非線形の関係も含んだ概念になります）。RCTでは、介入への割付けをランダムに行うことで、介入以外の条件の揃った二つの集団が生成されるのは皆さんもご存知のところです。しかし、たとえRCTでも、割付けに対する不遵守が発生すると正しくATEを推定できません。その場合、割付けを操作変数とした操作変数法を用いるなどして local ATE（LATE）、あるいは per-protocol effect を推定することができます。また、こう考えると、RCTで得られたATEを、実臨床でそのまま目の前の患者さん一人一人には当てはめられないことも理解できますよね。

　だいぶアドバンストな話になってしまいましたが、このあたりをもし体系的に学ばれたいなら、ぜひ文献2) を参照してみて下さい。英語の文献ではありますが、近年の新しい考え方も含め、因果推論について、特に統計学的な観点で一通り網羅された、大変充実した内容になっています。素晴らしいのは、誰でも自由にオンラインでアクセスして読むことが可能です。また、日本語の文献であれば、例えば3) や4) を読むと、医学研究における統計学的な因果推論について、その概要を知ることができると思います。

3-2. 観察研究による因果の推定とHillの基準

　ここまで読んでいただいて、観察研究では関連や相関まではわかっても、因果関係までなかなか言及できないことが、何となく理解いただけたのではないかと思います。観察研究で因果推論を行おうとすると、確かにその前には大きな壁が立ちはだかるのですが、一方で、やはり実世界のニーズとして、観察データから真の因果効果を推定することが求められる場面は多々あります。そ

のニーズに応えるべく、これまでも数々の科学者や統計家がこの課題に挑み、様々な解析手法が開発されてきました。そして、メタ解析を使った最近の実証的エビデンスによると、よくデザインされた観察研究であれば、RCTと遜色なく因果効果を推定でき得ることも、いくつかの領域では明らかにされています。[5] なお、ここで言う「よくデザインされた観察研究」とはつまり、前節で紹介した交絡やバイアスに対し、科学的に妥当な方法で対処できている観察研究のことを指します。

　他方、観察研究から得られたエビデンスに関して、その質を評価するための仕組みも、これまで色々と検討されてきました。特に、「ガイドラインに基づく医療」が診療の標準として認識されるようになった昨今、あらゆる領域で、現存する最良のエビデンスを提供するべくその整備が進められています。そんな診療ガイドライン作成において、エビデンスの質（あるいはエビデンスの確実性 certainty）評価は最重要パートの一つですが、その中で、評価の仕組みとして世界的に採用されているがGRADEアプローチになります。[6] 日本国内でもMindsによりその使用が推奨されています。[7] GRADEアプローチでは、エビデンスの質を評価するにあたり、チェック項目として「グレードを下げる5要因」と「上げる3要因」が設定されており、観察研究に適用できるようになっています。本項では、これらGRADEのチェック項目とも深い関係のある、Hillの基準について紹介します。[8][9]

　Hillの基準は、因果関係を判断するためのチェックリストとして、日本でも、特に公衆衛生の領域で広く利用されており、ご存知の方も結構多いかもしれません。ただ、そもそもHillは、因果関係が成立するための条件としてこれを提案した訳ではなく、あくまで検討事項としての九つの「視点」を提案したに過ぎないことはあまり知られていないところです。疫学者で有名なRothmanは、自身の著書の中で、Hillの基準のうち、「時間性 temporality」以外の項目は因果関係を判断するための必要条件でも十分条件でもないことを具体的に説明し、チェックリストのように用いられてしまっていることに対し、はっきりと警鐘を

鳴らしてさえいます。[10) 11)]

【Hill の基準とその判断根拠】

1. 強固性 strength：関連の強さ (相対リスク relative risk の大きさ) が大きい

2. 一致性 consistency：対象者や場所、環境や時間が異なっても同様の関連が観察される (複数の先行研究や解析で同様の結果が得られている)

3. 特異性 specificity：E と O の 1 対 1 の関係性 (E があれば O があり、O があれば E がある、そして E が変われば O も変化する)

4. 時間性 temporality：観察されるタイミングとして E は O に先行する

5. 生物学的勾配 biological gradient：E と O の間に量反応関係 dose-response relationship が示される

6. 妥当性 plausibility：生物学的に妥当である

7. 一貫性 coherence：疾患の自然史や病態生理と矛盾しない

8. 実験的研究 experiment：実験的研究デザイン (介入研究) によるエビデンスである

9. 類似性 analogy：先行研究で類似の E や O について同様の関連が認められている

「では、なぜ敢えてここで紹介するのか？」と疑問に思われた方も多いと思います。確かに時間性 temporality を除き、Hill の基準は因果関係成立のための必要条件ではないので、「満たさなければ因果関係とは言えない」のように、除外目的、あるいは減点対象として使用するには少々問題があります。一方で、肯定的要素、つまり、加点対象の項目の一つとして参照する分には大変有用であると私は考えています。簡単に言うと、査読論文の中で、Hill の基準のいくつかの項目について「適切に観察・考察されていれば加点する」というスタンスです。前節や前々節で紹介した「報告の質」や「バイアスリスク」といった項目

は、論文の採択を決定するにあたり、満たされるべき水準があるものなので、どちらかと言うと、その水準に達していない論文への減点対象として使用されることが多いのではないかと思います。他方、Hill の基準は、著者によりきちんと検討されていれば肯定的評価に繋がるでしょうし、査読者の方で、結果の考察を深めるべく、この中のいくつかの項目に関して追加解析を促すといった建設的提案で著者を導く際にも大いに参照することができるのです。

3-3. チェックリストによる因果の評価のまとめ

　査読の際、因果関係まで考察することになるのは、観察研究の中でも特に、比較を伴う分析的研究が対象になることはおわかりいただけると思います。それを踏まえると、査読の評価項目として、Hill 基準のうち、項目3や8はあまり現実的ではないので除外します。また、項目2と9、項目6と7に関しては、考え方として一つにまとめてしまうことが可能なので、私の方でまた、適宜、選択・参照の上、一部改変して作成したリストをここに提示します。

因果の評価用チェックリスト（観察研究用）

考　　察		Yes or No	コメント
	効果量は統計的・臨床的に大きいか		
	量反応関係を認めるか		
	先行研究の結果と一致するか		
	複数の解析で結果が一致するか		
	要因と結果の時間的関係は正しいか		
	生物学的・病態生理学的に説明のつく結果か		

　各項目について、少し説明を加えておきます。「効果量」effect size の評価については基本的に第2章2節の PIONEER チェックのところで既に述べた通り

です。「量反応関係」に関する確認は必須のものではないですが、初めから論文できちんと確認されていれば言うことないですし、もし未確認でも、確認することでより考察が深まると考えられれば、査読者の方から提案するのはありです。例えば、要因が連続変数であれば、分位点でカテゴリー化し、カテゴリーごとのアウトカムの分布を図示してその違いを見たり、傾向検定 trend test (p for trend) を用いて統計的に確認したりできます。また、非線形な関係性を示す場合には spline 曲線が描かれることもあります。ちなみに、二つの事象の間に非線形な関係性を認める場合、一般的には線形の関係性よりも複雑な事象が介在していることが考えられます。簡単なところでは、要因がある一定の閾値を超えて初めてアウトカムを生じるケース。また、BMI や電解質のように、それ自体いくつかの異なるメカニズムを包含する代替変数 proxy variable であることにより、値が低過ぎても高過ぎても悪い健康アウトカムと関連する(つまり、肥満でも低体重でも良くない、あるいは、高カリウム血症でも低カリウム血症でも良くない)ようなケースなどが知られています。

　一方、「先行研究の結果」との比較に関しては、基本的に行われることがマストですが、結果が一致する時もあれば一致しない時もあるでしょう。一致しない場合でも、その理由 (P の特徴が異なる、調整した交絡因子が異なる、E や O の測定法が異なる、など) を適切に考察できていればよしと考えます。また、評価項目にある「複数の解析」とは、副解析 secondary analyses や感度解析 sensitivity analyses、サブグループ解析 subgroup analyses など、その論文内で行われている主解析以外の解析を指します。一般的に、副解析や感度解析は、主解析の結果と同様の結果が得られることを確認することでその頑健性 robustness を示すために行われます。感度解析の方法としてよく行われるのは、E や O の定義を変える、欠測データへの対処法を変える、用いる統計解析を変えるなどです。また、サブグループ解析は、特に着目する一部のグループでも主解析と同様の結果が得られることを確認する目的で行われることもあれば、結果が一致しない集団の特徴 (効果修飾因子 effect modifier) を同定する目的で行われることもあります。ただ、こういった解析も、やり過ぎると、いわゆる「見過ぎ（多重検定）による出過ぎ」現象が生じるので、原則、研究開始前に予め a priori、最小限でどの解析を行うか決めておくことが勧められます。

「要因と結果の時間的関係」は、研究デザイン上、横断研究 cross-sectional study ではわかりませんが（因果の逆転 reverse causality の可能性）、縦断研究 longitudinal study であれば E と O の測定のタイミングを見て確認することができます。「生物学的・病態生理学的」妥当性に関しては、分子生物学的知見や動物実験の結果、さらに臨床的知識などを踏まえて論ぜられることが多いと思います。

【参考文献】
1) Holland PW. Statistics and Causal Inference. J Am Stat Assoc. 1986;81(396):945-60.
2) Hernán MA, Robins JM. Causal Inference: What If. Boca Raton: Chapman & Hall/CRC. 2020. https://www.hsph.harvard.edu/miguel-hernan/causal-inference-book/
3) 鈴木越治ら. 医学における因果推論 第一部 ―研究と実践での議論を明瞭にするための反事実モデル―. Jpn J Hyg（日衛誌）2009;64(4):786-95.
4) 田中司朗. 医学のための因果推論の基礎概念 Fundamental concepts for causal inference in medicine. Jpn J Biomet（計量生物学）2019;46(1):35-62.
5) Anglemyer A, Horvath HT, Bero L. Healthcare outcomes assessed with observational study designs compared with those assessed in randomized trials. Cochrane Database Syst Rev. 2014;(4):MR000034.
6) Balshem H, et al. GRADE guidelines: 3. Rating the quality of evidence. J Clin Epidemiol. 2011;64(4):401-6.
7) Minds 診療ガイドライン作成マニュアル 2017.
https://minds.jcqhc.or.jp/s/guidance_2017_0_h
8) Hill AB. The Environment and Disease: Association or Causation? Proc R Soc Med. 1965; 58(5): 295-300.
9) Schünemann H. et al. The GRADE approach and Bradford Hill's criteria for causation. J Epidemiol Community Health. 2011;65(5):392-5.
10) Rothman KJ. Modern epidemiology. 1986. Little, Brown and Company.
11) 津田敏秀ら. 医学における因果関係の推論 ―疫学での歴史的流れ―. Jpn J Hyg（日衛誌）2996;51(2):558-68.

●E-value

　こちらは、査読者目線と言うより、もっと研究者寄りの目線での内容になる上に、まだその扱いも賛否両論あるのでなんですが、方法論としては興味深く、大変有用と思われるのでここで取り上げておきます。

　未測定交絡へ対処するための解析手法①～⑤には、全て満たすべき条件や仮定assumption がありました。これらに耐えられるデータを入手できないと行えない上に、統計ソフトの扱いにも慣れている必要があるので、自分が研究者という立場でやるには、やはりハードルが高いと言えます。そう言われると、「なーんだ、自分の研究では結局いつも未測定交絡の呪縛からは逃れられないんじゃないか……」と落胆される方も多いかもしれません。しかし、がっかりするのはまだ早いです！　そんな皆さんにとっておきの方法である、E-value の測定を紹介します。

　E-value とは「どの程度の影響を持つ未測定交絡が存在するとその研究で観察された治療の効果が打ち消されるか」を定量的に示すことのできる値で、計算するのはそんなに難しくありません。詳細は以下の参考文献を参照願いたいのですが、E-value の使い方として、例えば皆さんの研究で算出された E-value が大きかったとします。その場合に「こんなに影響の大きい未測定交絡がない限り、本研究で観察された結果は覆りませんよ」といった感じで、得られた研究結果の未測定交絡に対する頑健性 robustness を示す一つの根拠として利用することができます。まだ広く使われているわけではないものの、見えないものを見える化し得る有力なツールであり、一般的な観察研究にも非常に馴染みやすい手法ではないかと思うので、ぜひこの機会に勉強してみて下さい。

　ただ、大前提として、観察研究を前向きで行う場合は、既知の交絡因子は可及的に全て測定するよう計画すべきなのは言うまでもありません。特に、臨床的によく知られる疾患を研究の対象とするのなら、ほとんどの交絡因子は既知のはずです。それらの因子をモデルに共変量として含めておくことで、結果的に E-value も大きくなります。さらに言うと、そのような場合は、わざわざ発展的な解析手法を選択しなくとも、傾向スコアpropensity score (PS) マッチングなどを用いれば、十分バイアスの少ない推定が可能です。研究を計画する段階で、リサーチクエスチョンに応じた既知の交絡因子の洗い出しを行うことの重要性は、いくら強調してもし過ぎることはないでしょう。

【参考文献】
1) Haneuse S. et al. Using the E-Value to Assess the Potential Effect of Unmeasured Confounding in Observational Studies. JAMA. 2019;321(6):602-603.
2) Fisher DP. et al. Association between bariatric surgery and macrovascular disease outcomes in patients with type 2 diabetes and severe obesity. JAMA. 2018;320(15):1570-1582.

●4節　査読レポートを作成しよう

┌─ **本節の目的と目標** ─────────────────────

1. テンプレートを用いて査読コメントをまとめる

2. 査読レポートを英語で書く

└──────────────────────────────────────

4-1. テンプレートを用いて査読コメントをまとめる

　いよいよ、査読作業の仕上げの段階までやって来ました！　これまでチェックリストを使って各評価項目について整理してきたものを、一つの査読レポートとしてコメントをまとめる作業になります。

　まずは、これまで学んだ各チェックリストを一つに統合し、完全版としてまとめたものを改めてここで提示します。

査読用チェックリスト完全版（観察研究用）

要　　旨		
タイトル		
目　的		
P（対　象　者）		除外基準：
E（要　因）		測定のタイミング：
C（比　較）		測定のタイミング：
O（主要な結果）		測定のタイミング：
研究 デザイン	記述研究　・　横断研究　・　過去起点コホート研究　・ 前向きコホート研究　・　症例対照研究　・ その他（　　　　　　　　　　　）	
主要統計解析		
結　論		

評　　価				
	誰にとって	P・I・O・N・E・E・R	Yes or No	コメント
研究意義				

方法		Yes or No	コメント
報告の質	研究デザインの記述		
	Pの選択（サンプリング）に関する記述		
	E・Cの測定、カテゴリー化の根拠に関する記述		
	Oの測定、カテゴリー化の根拠に関する記述		
	交絡因子・予後因子に関する記述		
	統計解析に関する記述		
	交絡因子の調整		
	欠測や脱落の扱い		
	サブグループや効果修飾因子の解析		
	感度解析		

結果		Yes or No	コメント
報告の質	欠測や脱落に関する記述		
	予定された全解析結果の報告		
	推定値 + 精度（95% 信頼区間など）の記述		
	表やグラフの記載のわかりやすさ		

考察		Yes or No	コメント
バイアスリスク	未測定交絡の可能性とその方向：特に適応交絡		
	交絡以外のバイアスの可能性		
	研究デザインや解析手法に内在するバイアスの可能性		
	P の選択（サンプリング）に伴うバイアスの可能性		
	欠測や脱落に偏りがある可能性		
	E・C に関する誤分類の可能性		
	共介入や共曝露に偏りがある可能性		
	O に関する誤分類の可能性：特に評価者盲検化の有無、O は客観的か主観的か		
	一般化可能性		
因果の評価	効果量は統計的・臨床的に大きいか		
	量反応関係を認めるか		
	先行研究の結果と一致するか		
	複数の解析で結果が一致するか		
	要因と結果の時間的関係は正しいか		
	生物学的・病態生理学的に説明のつく結果か		
報告の質	研究の限界（一般化可能性など）に関する記述		
	研究目的や解析結果に応じた結論の記述		

査読用チェックリスト完全版（ランダム化比較試験用）

要　旨		
タイトル		
目　的		
P（対　象　者）		除外基準：
I（介　　　入）		
C（対　　　照）		
O（主要な結果）		評価のタイミング：
研究デザイン	優越性試験 ・ 非劣性試験 ・ 同等性試験	
	ランダム化の単位： 　　個人・クラスター	クロスオーバー： 　　あり ・ なし
	盲検化のレベル： 　参加者・介入実施者・データ収集者・アウトカム評価者・ データ解析者	
	研究の位置づけ： 　最終解析・中間解析・サブグループ解析・二次解析・ その他（　　　　）	
主要統計解析		
結　論		

評　価				
	誰にとって	P・I・O・N・E・E・R	Yes or No	コメント
研究意義				

方法		Yes or No	コメント
報告の質	研究デザインの記述		
	Pのセッティング、適格・除外基準		
	Iに関する記述 （いつ・誰が・どのように）		
	I以外の治療や介入 （併用療法や観察頻度など）		
	Oの評価（いつ・誰が・どのように）		
	ランダム化の生成に関する記述		
	割付けの隠蔽化に関する記述		
	統計解析に関する記述		
	サンプルサイズ算出根拠		
	あれば非劣性・同等性マージンの設定根拠		
	あれば中間解析や中止基準		
	I・C間の背景因子のバランス調整		
	欠測や脱落の扱い		
	サブグループや効果修飾因子の解析		
	感度解析		

結果		Yes or No	コメント
報告の質	研究段階に応じた参加者人数の流れ （フローチャート）		
	参加者の募集期間、追跡期間		
	あれば早期終了・中止の理由		
	予定された全解析・アウトカムの報告		
	有害事象の報告		
	相対的＋絶対的指標を用いたアウトカム報告		
	推定値＋精度（95％信頼区間など）の記述		
	表やグラフの記載のわかりやすさ		

考察		Yes or No	コメント
バイアスリスク	ランダム化の生成に伴うバイアスの可能性		
	割付けの隠蔽化に伴うバイアスの可能性		
	盲検化に伴うバイアスの可能性		
	意図した介入からの逸脱に伴うバイアスの可能性		
	欠測や脱落に偏りがある可能性		
	研究デザインや解析手法に内在するバイアスの可能性		
	一般化可能性		
報告の質	研究の限界（一般化可能性など）に関する記述		
	研究目的や解析結果に応じた結論の記述		

査読用チェックリスト完全版（症例報告用）

要　　　旨		
タイトル		
P（症　　　例）		
E（要因）/I（介入）	実施のタイミング：	
O（主要な結果）	測定のタイミング：	
結論		

評　　　価				
	誰にとって	P・I・O・N・E・E・R	Yes or No	コメント
研究意義				

方法		Yes or No	コメント
報告の質	患者情報に関する記述		
	臨床検査結果に関する記述		
	時系列に沿った記述		
	鑑別診断も含めた診断に関する記述		
	治療介入に関する記述		
	フォローアップに関する記述		
結果		Yes or No	コメント
報告の質	有害事象を含めた結果に関する記述		
考察		Yes or No	コメント
報告の質	症例に対するマネジメントの限界と長所に関する記述		
	適切な関連文献の参照		
	結論の論拠（因果の評価も含む）に関する記述		
	本症例の持つ意義に関する記述		

　チェックリストで確認した一つ一つの項目を、今度はテンプレートを活用して査読レポートとして一つにまとめましょう。求められる査読コメントの形式はジャーナルにより多少異なることもありますが、ここで提示するテンプレートの形式でまとめていただければ基本的に対応可能です。最も一般的なのは、まず、General comments として論文の要旨と総評を記述します。続いて、Specific comments として、懸念事項をリストアップしながら各々について論文著者に確認したり、何らかの対処を要請したりするコメントを書きます。科学的、あるいは倫理的に重大と考えられる事項は Major points、著者のケアレスミスなど、重大とまでは言えないが修正が必要と思われる事項であれば Minor points として、懸念事項の重要度に応じ項目を分割して記載されることも多いです。本テンプレートは、このような形式にも対応できるように作成しています。

査読コメント用テンプレート

要　旨	
例) 本研究は『P』を対象に『O』に関して『E』と『C』を比較した『研究デザイン』研究である。『統計解析』の結果、『結論』であった。	

総評（特に評価できるポイント）	

懸念事項の提示と可能であれば改善案など建設的・教育的コメント	

　ここで改めて強調しておきますが、査読者には次の二つの役割がありました。一つは、編集者が論文を評価して掲載の採否を決める際に必要な情報を提供すること、もう一つが、論文の学術的、科学的な質を向上させること、ですね。また、望ましい査読のスタンスとして「客観的・教育的・建設的」であるべ

し、ということも述べました。これらを踏まえた査読レポートを作成するべく、「総評」部分には特にその論文の中で「評価できるポイント」について、そして、リストアップされた「懸念事項」にはできるだけ「改善案など建設的・教育的コメント」も含めるよう心掛けていただきたいと思っています。本書を読んでいただいた皆さんであれば、このような1ランク上の査読レポートを作成いただけるものと心より期待しています。

4-2. 査読コメントを英語で書くということ

　ここでは、査読コメントを英語で書くことについて概説したいと思います（←英語で書くこと自体に抵抗がないという方なら読み飛ばしていただいても結構です）。というのも、「査読依頼を受けるにあたり、心理的にハードルを感じることの一つが、英語でコメントを書かなければいけないことだ」というのをよく耳にするからです。確かに、雑誌の編集部は査読者の書いた英語のコメントを校正してくれたりしないので、原則、全て自分の書いた英文のまま、論文著者に届けられることになります。かと言って、査読依頼を受ける度に、業者に英文をチェックしてもらっていては、お金がかかって仕方ありません。仮に、日本語での査読コメントも許されるとなれば、きっともっと多くの日本人研究者が査読依頼を受けてくれるのではないでしょうか。実際、国内の学会や大学の発行する某英文雑誌では、著者が日本人の論文であれば日本語の査読コメントも許容しているケースがあると聞いたことがあります。

　かく言う私も、決して胸を張って「英語ができます！」と主張できるほど、英語に自信があるわけではありません。自身で論文を書く際も、業者に英文校正を依頼する前提で書いています。しかし、幸い、査読コメントを書くために要求される英語のレベルは、一般的に筆頭著者として論文を書くために要求される英語のレベルほど高くはないのです。ある程度の文法に対する知識と語彙力があれば、あとはいくつかのお決まりの表現パターンを自分の中で持つことで、十

分対応できるようになります。例えば文法にしても、関係代名詞を駆使して複数の文を一つにまとめたり、敢えて婉曲的な表現を使用したりといった、入学試験などで要求される高等技術はまず必要ありません。それよりはむしろ、査読者の言いたいことが誤りなく、率直に適切に伝わるよう、シンプルで短い文から構成されるコメントの方が好まれます。当然先方も、全ての査読者がネイティブスピーカーでないことも承知しているのです。

　では、「お決まりの表現パターン」はどうやって身につければ良いでしょうか。一つは、自分が著者として関わった論文に対して査読者から受けたコメントを、毎回きちんとストックしておくと良いと思います。自分の論文に対するコメントですからその内容も把握しやすいでしょう。通常、査読の依頼は著者としての経験がある程度蓄積されてから来るものなので、その頃にはそれなりにストックもできているはずです。さらに、それだけでは不十分だという場合は、自分以外の論文に対する査読コメントも参考にしてしまいましょう。最近はオープン査読なるものが増えてきていると述べましたが、オープン査読で公開されている査読コメントが格好の学習用資材となるのです。例えば、BMCシリーズの中でも特にハイインパクトジャーナルの BMC Medicine に掲載された論文をオンラインで見てみましょう。「Open Peer Review Reports」という項目が論文原稿とともに設定されているのがおわかりいただけると思います。そこをクリックするだけで公開されている査読レポートに簡単にアクセスすることができます。

BMC Medicine の Open Peer Review Reports

Original Submission		
21 May 2019	Submitted	Original manuscript
27 Jun 2019	Reviewed	Reviewer Report - Dagmar Haller
4 Jul 2019	Reviewed	Reviewer Report - Lena Sanci
22 Aug 2019	Reviewed	Reviewer Report - Lisa Whitehead
26 Sep 2019	Author responded	Author comments - Louise Wiles
Resubmission - Version 2		
26 Sep 2019	Submitted	Manuscript version 2
13 Oct 2019	Reviewed	Reviewer Report - Dagmar Haller
23 Oct 2019	Author responded	Author comments - Louise Wiles

Resubmission - Version 3		
23 Oct 2019	Submitted	Manuscript version 3
Publishing		
28 Oct 2019	Editorially accepted	
6 Dec 2019	Article published	10.1186/s12916-019-1455-x

出典：BMC Medicine ウェブサイト　https://bmcmedicine.biomedcentral.com/articles

　これらのレポートを参照し、使えそうな表現を見つけてどんどんストックを増やして下さい。また、インターネットで検索すると、論文や査読に特有の英語表現だけを集めた無料のウェブサイトなどもありますので、こういったものも積極的に活用すると良いでしょう。査読コメントで使用する表現パターンというのは実はそう多くないので、ストックされたものを組み合わせて、シチュエーションに応じた自身のスタイルを確立していっていただければと思います。

　一通りコメントを書いたら、雑誌の編集部に提出する前に、Google やDeepL 翻訳などを利用して和訳されたコメントが自分の意図した内容と相違ないことを確認しておくことは有用だと思います。このような翻訳サービスの精度は近年非常に向上しており、査読コメントのようなシンプルな文なら大抵誤りなく翻訳してくれるでしょう。

　さあ、皆さん、ここまで本当にお疲れ様でした！　査読者として身につけておきたい知識やお作法は、これで一通り学んでいただけたことになります。論文を査読するということに関し、漠然と抱いていた以前のネガティブな思いは、少しは軽減されたでしょうか。あとは、これらを元に積極的に査読依頼を受け、査読者としての経験をどんどん蓄積してより自信をつけていただくことを強く希望します。

　というわけで、次章はいよいよ実践編。本書の提案する一つ一つのステップを、実作業を通して具体的に見ることで、より学びを確かなものにしていただきたいと思います。

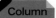 **Column** 疫学の父

　私の学んだ大学院は、いわゆる公衆衛生大学院（School of Public Health）だったのですが、その生活たるや、毎日1限目から5限目まで講義やセミナーが続き、またそれぞれで宿題やレポート提出、最後には試験まであって、結構忙しい日々を送っていました。良い仲間に恵まれたこともあり、何とか修了できたのですが、そんな毎日の中で、いつもとても楽しみにしている授業がありました。日本最古の医学書として知られる「医心方」を読み解くという、何ともロマンあふれる内容で、必修科目ではなかったのですが、シラバスを見た私は、そのお洒落な響きに魅了され、迷うことなく選択したのでした。博識な教授の軽妙な語り口で語られる様々な医学史秘話が、いつも何かしらの驚きと発見をもたらしてくれたその授業は、今でも鮮烈に私の記憶に残っています。

　さて、題材となった「医心方」ですが、こちらは当時宮廷医だった丹波康頼が、1000年以上も前に朝廷に献上した、現存する最古の医学書で、9世紀までに漢訳された有史以来の医書を集め、200以上もの中から撰集・編纂した、今で言うレビューやガイドラインのような書籍です。なぜ今そのような由緒ある古書を、我々が自由に読むことができるのかというと、古典医学研究家の槇佐知子氏が、難解な文字で書かれた全30巻もの大作を40年かけて解読し現代語に訳して下さったから。[1] その想像を絶する膨大な労力に感謝しつつ、中身を読んでみると、「こんな昔に既にここまでの知見があったのか！」とこれまた驚きの連続なのです。日本の疫学の父として有名な、高木兼寛（一方、世界の疫学の父は、コレラ対策で知られるイギリスのジョン・スノウです）。彼は海軍軍医として、当時原因不明の難病であった脚気に対し、綿密な調査と壮大な介入研究により、最終的に麦飯を導入することで、海軍での発症を激減させることに成功しました。ビタミンB_1不足が原因と判明する30年も前のことであり、疫学研究のポテンシャルを示した素晴らしいお仕事です。ところが、です。医心方を見てみると、何と、驚くべきことに、「脚気には麦が良い」とちゃんとそこに書いてあるのです！

　科学の進歩は「巨人の肩の上に立つ」と表現し、先人たちの偉業の積み重ねの重要性を説いたのはアイザック・ニュートンですが、医心方を読むことで、丹波康頼、さらにはもっと遥か昔からいたであろう「疫学の父」に想いを馳せる事ができます。

【参考文献】
1) 丹波康頼 著 . 槇佐知子 翻訳 . 医心方 . 2012. 筑摩書房

第4章
実践！ワークシートを用いた論文査読

●実際に論文を査読してみよう

実践！ワークシートを用いた論文査読

●実際に論文を査読してみよう

査読のお作法：六つのステップ

査読のお作法：六つのステップ

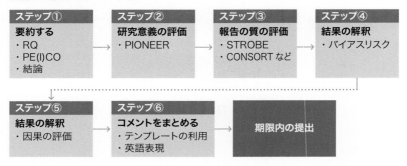

　本章では、ここまで学んでいただいた査読のお作法を、より具体的なイメージを持って理解していただけるよう、既に出版された論文を題材に、査読レポートが仕上がるまでの過程を on the job training で皆さんと一緒に見ていきたいと思います。

　それでは、まず https://doi.org/10.1371/journal.pone.0202986 にアクセスして、題材となる論文をダウンロードして下さい。ダウンロードできたら、早速、要旨用チェックリストを埋めるべく、初回の通し読みを行いましょう。

　チェックリストは埋められたでしょうか？　最初はそれなりに時間もかかると思いますが、ある程度慣れてくれば機械的に作業できるようになりますのでご安心を。ちなみに、この要旨部分は、原文の該当箇所を英語のままコピー＆ペーストしてもらうと手間がかからなくて良いです。一通り埋まったら、私のチェックリストと比較してみて下さい。

要旨チェック例

要　　旨		
タ イ ト ル	Patients' adherence to optimal therapeutic, lifestyle and risk factors recommendations after myocardial infarction: Six years follow-up in primary care	
目　　　　的	To investigate the long-term adherence of post-MI survivors to evidence-based treatment, lifestyle and risk factors objectives 6 years after a MI according to the recommendations of the French health authority in a primary care setting	
P （参 加 者）	Patients who underwent a coronary angioplasty for MI in the university hospital center of Tours between January and June 2009	除外基準： Patients without administrative data, who underwent a coronary angioplasty for diagnosis, who died before discharge, or who were followed only by the university hospital center
E （要　　因）	①age、②type of follow-up、③a cardiac rehabilitation program（探索的）	測定のタイミング： ① baseline 、② 6 months or 1 year after hospital discharge? 、 ③ 6 years after hospital discharge
C （比　　較）		測定のタイミング：
O （主要な結果）	Achievement of all therapeutic prescriptions, lifestyle and risk factor control recommendations	測定のタイミング： 6 years after hospital discharge
研究デザイン	記述研究　・　横断研究　・　過去起点コホート研究　・ 前向きコホート研究　・　症例対照研究　・ その他（　　　探索的　　　）	
主要統計解析	Univariable logistic regression analysis (and chi-square test or, as appropriate, Fisher exact test)	
結　　　　論	Suboptimal long-term adherence to secondary prevention treatment, which seems to be improved in patients exposed to a cardiac rehabilitation program	

第1章

第2章

第3章

第4章

どうでしょうか？　いきなりPECOから違う（特にEとC）という方も多いかもしれません。この不一致の原因として考えられるのは、通常、Methodに明記されるはずのPECOの定義が、本論文ではPとOについては記載があるものの、EとCについては明確な記述がなかったからです。実は、本研究は、特定のEとOの関係性を調べる仮説検証 hypothesis testing型の研究ではなく、候補となる複数の因子の中からOに関連するものを同定するような、探索的研究 exploratory studyになります。このように、探索的研究では定まったEとCがありません。そのため、今回は、私の方でEとして①〜③の三つを併記しました。さらに、研究デザインの項目では「その他」にチェックして「探索的」と付記しています。ちなみに、この①〜③は、Methodの最後のパラグラフにある "To determine predictors of achieving all the recommended targets, we used univariable logistic regression analysis of the outcomes adherence to treatment (BASI), lifestyle (tobacco, physical activity) and risk factor control (LDL cholesterol, arterial blood pressure and HbA1C) recommendations, according to age, cardiac rehabilitation and type of follow-up." を根拠に選択しました。なお、一般論として、探索的研究は、仮説検証型の研究よりも、因果推論という点で弱い研究デザインであることは知っておいていただくと良いでしょう。

　続いて、こちらもわかりにくかったと思われる、「測定のタイミング」について見てみましょう。ここもMethodの記載を元に情報を書き入れましたが、この通り、①〜③は全て違うタイミングで測定されていたことがわかります。特に②に関しては、少なくとも2回測定されているはずですが、これらをどのように扱ったのかに関しては明確には書かれていません（→「報告の質」のところで言及）。また、③に関しては、実はOと同時に測定されていることもこのチェックリストから確認できます。

　それでは次のステップに移りましょう。PIONEERチェックによる研究意義の評価です。こちらも一通り書き終えたら、私のチェックリストと見比べて下さい。

研究の意義チェック例

	誰にとって	評　　価		
		P・I・O・N・E・E・R	Yes or No	コメント
研究意義	研究者	潜在性	Y	cardiac rehabilitation program の効果を調べる次の研究に繋がり得る。
	読者・臨床家・患者・政策立案者・社会	興味深さ	Y	そもそものCQ「MI治療後の長期成績が改善しないのはその後の患者の二次予防へのアドヒアランスの悪さが関係しているのでは？」は着眼点が面白い。Fig2結果も興味深く印象的。
	読者・臨床家・患者	新奇性・独創性	Y	プライマリケアセッティングで6年後までフォローし、6年後の遵守割合が低いことを示した。
	読者・臨床家・研究者	効果の大きさ	Y	Table4リスク差（22%）
	読者・臨床家・患者・政策立案者・社会	切実性	N	テーマ自体は比較的切実だが見られたアウトカムはソフトである。また1地域・1施設での検討のみで、サンプルサイズも少なく、外的妥当性は極めて限定的。

　こちらは、皆さんの中でも、よりいっそう意見が分かれているに違いありません。残念ながら、私は臨床的にこの領域の専門家ではないので、専門家の意見はまた違うことだって十分考えられます。いずれにせよ、研究意義の評価に正解というものはないので、意見の相違に関しては、「そういう考え方もあるんだ」くらいの感覚で参考にしてもらえたらと思います。なお、「効果の大きさ」に関する評価については、後ほど「因果の評価」（ステップ⑤）のところでもう少し詳しく触れたいと思います。

それでは、次は、報告の質についての評価です。まず、方法部分から見ていきましょう。

報告の質チェック例（方法）

方法		Yes or No	コメント
報告の質	研究デザインの記述	Y	This was a prospective cohort study.
	Pの選択（サンプリング）に関する記述	N	文脈からおそらくは連続サンプリングと思われるが明記されてはいない。
	E・Cの測定、カテゴリー化の根拠に関する記述	N	入院時の記録やquestionnaireでデータ収集したとは記載があるが、上記②の測定のタイミングの扱い方や定義の仕方が不詳。また、③に関しても定義の仕方が不詳。リハプログラムなので入院中からの参加だと思われるが、その詳細が方法に書かれていない（③の定義・説明がDiscussion p8の中に初めて出てくるのでそれは方法に書くべき）。
	Oの測定、カテゴリー化の根拠に関する記述	Y	By a phone or face to face questionnaire at 6 years after hospital discharge
	交絡因子・予後因子に関する記述	N	単変量解析のみ。
	統計解析に関する記述		
	交絡因子の調整	N	単変量解析のみ。ロジスティック回帰分析でなくリスク比・リスク差・Fisher正確検定で十分。
	欠測や脱落の扱い	N	4 deaths at 6 months of follow-upを解析から除外する事を方法に書いていない。
	サブグループや効果修飾因子の解析	N	なし。
	感度解析	N	なし。著者らも書いている通り、the reasons for non-optimization of the treatment dose or moleculeを測定していれば、「明確な理由」のあるnon-achievementは含めない解析を追加することでより深い解釈につながる。

　作業を通して、方法の記載についてはいくつかの問題点が浮かび上がってきました。皆さんはどうだったでしょうか。中でも、私の方で特に大きな問題だと思うのは、やはり、Eの測定のタイミングや定義が不明確であることです。これ

は結果や結果の解釈に大きく関わる部分ですから、著者に確認した方が良さそうです。統計解析についてもコメントを書いていますが、こちらに関しては「因果の評価」（ステップ⑤）のところでまとめてお話ししようと思います。

　というわけで、続いては結果の部分を見てみましょう。

報告の質チェック例（結果）

結果		Yes or No	コメント
報告の質	欠測や脱落に関する記述	Y	
	予定された全解析結果の報告	N	"chisquare test or, as appropriate, Fisher exact test"の結果報告がない。
	推定値＋精度（95%信頼区間など）の記述	Y	抄録含め記載あり。しかし、抄録の"OR = 7.31 [95% CI 1.74; 44.88], p<0.002"は本文中のどの結果と対応しているのかわからない。
	表やグラフの記載のわかりやすさ	N	Fig1 対象者の人数に関して118→97となる際の除外者21名のうち、5 lost follow-up および4 deaths at 6 months of follow-up はより後の段階の除外者として記載を分けた方がわかりやすい。人数は185→118→106 at hospital discharge→97 included in the analysisとなる。さらにその後の6か月後、1年後、6年後の人数の変遷もここに含めると測定のタイミング毎の分母の人数がよくわかる。 Fig2 それぞれの測定のタイミングにおける分母・分子を明記した方が理解しやすい。 Table4 合計人数が63名な理由がわからない（62名では？）。

　またもや、多くのコメントが並びました。皆さんも、少なからず私と同じような印象を持たれたのではないかと思うのですが、私がこの論文を読んで、初めに抱いた印象は「表やグラフがわかり辛い！」ということでした。原則、表やグラフは、それ単体でも読者が理解できるよう工夫して作成される必要があります。しかし、本論文では、書かれた結果を理解するのに、しばらく表やグラフ

を眺めて考え込まなければなりませんでした。チェックリストはこのあたりが反映された形になっています。本コホート研究では、観察期間中、同じ変数に対しても複数回測定が行われているのは既に述べた通りです。途中、死亡などで脱落があり、測定のタイミングごとに分母となる対象者の数が減っています。探索的研究ということもあり、本論文では様々な次元の解析が並列で扱われ、その結果、たくさんの数字が論文中に報告されています。それぞれの解析でどのタイミングに測定された変数を用いたのか、解析ごとに分母となる対象者の数は何人だったのか、抄録や本文中で取り上げられている結果はどの解析についてのものなのか、非常に把握し辛くなっています（既に出版されてしまっているのですが……）。これらを理解する上で重要な役割を果たすのが Fig 1 のFlowchart になりますが、現行のままでは読者に対して不親切であると感じられました。Fig 2 でも、割合だけでなく、各タイミングでの分母と分子の人数まで明記してもらった方がより理解が深まると思われます。

　なお、考察部分のチェックリストに関しては、「バイアスリスク」（ステップ④）や「因果の評価」（ステップ⑤）のチェックを済ませてから埋める方が良いので、ここでも後回しにします。

では、バイアスリスクに移りましょう。

バイアスリスクのチェック例

考察		Yes or No	コメント
バイアスリスク	未測定交絡の可能性とその方向：特に適応交絡	Y	身体機能、うつ、認知機能、教育歴や経済力、家族の有無などは重要な予後因子と思われるが未測定（一部Discussionに記載あり）。また、どういう患者がprogramに参加し、あるいは参加しないのかわからない。例えばcardiac rehabilitation programを受ける人ほど健康意識が高い可能性があるならば、本研究結果は一概にprogramだけの効果とは言えない。
	交絡以外のバイアスの可能性		
	研究デザインや解析手法に内在するバイアスの可能性	Y	探索的研究でもあり、因果推論という意味で非常に弱い。
	Pの選択（サンプリング）に伴うバイアスの可能性	Y	サンプリングの方法が明記されていないが、いずれにせよ1地域・1施設での検討のみ。サンプルサイズ少ない。
	欠測や脱落に偏りがある可能性	Y	At 6 years, 11/91 (12.1%) had died and 18/91 (19.8%) were lost to follow-up.「すごく経過のいい人」と「かなり悪い人」は脱落する可能性高い。この18名に関してもTable2の6 yearsの欄などに各項目の遵守状況を記載してもらえると、偏りの有無がある程度可視化されて良い。
	E・Cに関する誤分類の可能性	Y	②type of follow-up、③a cardiac rehabilitation programはa phone or face to face questionnaireで測定されており誤分類の可能性あり。著者も書いている通り、"the risk of desirability bias"がある（②も③も真実より「良い」グループに人数が増えている可能性）。さらに③は6年後に初めて確認されており思い出しバイアスの可能性あり。

バイアスリスク	共介入や共曝露に偏りがある可能性	Y	本研究は cardiac rehabilitation program の効果を調べるためにデザインされた前向きコホート研究ではないため、program への参加の有無で他の診療プラクティスにも差があった可能性は十分考えられる。
	O に関する誤分類の可能性：特に評価者盲検化の有無、O は客観的か主観的か	Y	こちらも "the risk of desirability bias" のリスクがある。
	一般化可能性	N	「P のサンプリング」の問題に付随して、一般化可能性はかなり限定的と考えられる。異なる地域や医療事情により結果も大きく異なる可能性大。

　バイアスリスクについても、致命的とまではいかないまでも、大小様々な懸念事項が明らかとなりました。私が特に気になったのは、「適応交絡」と「一般化可能性」の部分です。ともにコメントに書いた通りですが、前者については cardiac rehabilitation program を受ける・受けないが実際の診療プラクティスの中でどのように決められていたのかもう少し情報が欲しいと思いました。Discussion に "Only 27/62 of patients (44%) declared having performed a cardiac rehabilitation program." とありますが、ここから推し量ると、ある程度患者さんの意思が影響していたのかもしれません。そうすると、そもそも健康意識の高い人（あるいは、推奨行動をとりやすい人）がより program を受けていた可能性も十分考えられますよね。また、「共介入」・「共曝露」に関しては臨床的に判断されるものであり、実情のわかる専門家だともっと踏み込んで議論ができるだろうと思います。

　繰り返しになりますが、大切なのは、著者側でちゃんとバイアスリスクを認識し、適切に配慮できているかということです。これについては「報告の質」のところで見ることにしましょう。

　次は因果の評価です。

因果の評価チェック例

考察		Yes or No	コメント
因果の評価	効果量は統計的・臨床的に大きいか	Y	Table4 いくつかの項目でオッズ比はかなり大きいがリスク比でみるともう少し小さい。まれなアウトカムでなければオッズ比とリスク比が乖離するので単変量解析でもあり、ロジスティック回帰分析でなくリスク比やリスク差の提示と Fisher 正確検定のみで十分。ちなみにリスク差は22%。
	量反応関係を認めるか	N	
	先行研究の結果と一致するか	Y	Cardiac rehabilitation was already associated with improved prognosis a 6 months after MI [8].
	複数の解析で結果が一致するか	Y	Table 4 によると様々な推奨行動に関し、概ね cardiac rehabilitation program に参加した人で遵守割合が高いことがわかり、ある程度一貫した結果だと考える。
	要因と結果の時間的関係は正しいか	Y	
	生物学的・病態生理学的に説明のつく結果か	Y	

　ここでは「研究意義」や「報告の質」のところでも少し触れた、「効果の大きさ」と用いられた統計解析について、もう少し詳しく考察することにします。この考察に関連して、効果の指標という括りで重要事項を二つ、『臨床研究の道標』から引用します。[1] 一つは、オッズ比は「アウトカムの発生がまれなときにはリスク比に近い値が得られます。しかし、アウトカムの発生頻度が高くなると、オッズ比は実際のリスク比よりも大きな値となることが知られています」。そして、もう一つが「臨床的な意義を検討するためには、比だけではなく、差で見ることが重要です」。この二つの原則は、結構忘れられがちです。

　まず、前者について。Table 4に記載された数字を見ると、アウトカムの発生（各推奨行動の達成割合）は、決して「まれ」ではないことがわかります（「まれ」の目安としては10%と書かれているものが多いです）。それに伴って、ロジス

ティック回帰分析で得られたオッズ比は、リスク比よりかなり大きくなっています。これは、観察された結果を過大評価することに繋がり、やはり適切ではありません。そもそも、本研究では、回帰分析で交絡調整が行われているわけではなく、敢えてロジスティック回帰分析を使用する必要性がないように思われます。また、ついでに言うと、項目の中で割合が0％のものがありますが、これらの項目でどのようにオッズ比を算出したのか Method には書かれていませんでした（こういう場合には、例えば0.1など、効果推定に影響の出ない範囲で小さな数を足し、0ではない数字にしてからオッズ比を算出するという方法がよく行われます）。

　次に後者について。本論文では、リスク差は効果の指標として用いられていませんが、Table 2 に示された結果から計算すると、例えば "Achievement of all targets" だと、cardiac rehabilitation program を受けたかどうかで22%の違いがあることがわかります。このように、差で見ることによって、より臨床的な実感を伴って効果量の大きさを解釈できたのではないかと思いますがいかがでしょうか。

　以上のことから、ここでは効果の指標としてリスク比およびリスク差を用い、統計的には Fisher の正確検定を用いて比較を行うことを提案しようと考えました。回帰分析を用いてオッズ比ではなくリスク比で推定することも可能ですが、交絡調整を行わないのであれば不要でしょう。

　「バイアスリスク」と「因果の評価」を踏まえ、最後のチェック項目である、考察部分の「報告の質」について見てみましょう。

報告の質チェック例（考察）

考察		Yes or No	コメント
報告の質	研究の限界（一般化可能性など）に関する記述	N	サンプルサイズ、未測定因子、自己申告バイアスについては記載があるが、非常に限定的と考えられる一般化可能性についての記載がない。
	研究目的や解析結果に応じた結論の記述	N	本研究デザインでは因果関係まで言及するのは難しく、抄録や Discussion、Conclusions でたびたび出てくる "improve(d)" は言い過ぎ。Cardiac rehabilitation program の効果に関してトーンをもう少し抑えて書くべきと考える。本研究の目的や論文の流れからして最後の Conclusions には抄録同様、"suboptimal long-term adherence to secondary prevention treatment" なる記載があった方が良い。

　「研究の限界」に関する記載について、どのレベルまで求めるかは査読者によっても、あるいは雑誌によっても温度差があるかもしれません。今回私の方で重視したのは、これまで述べたいくつかの限界を踏まえると、著者が最終的に着目した cardiac rehabilitation program の効果について、もう少しトーンを落とした記載にした方が良いだろうということです。

　ここまでできれば、残すは最後のステップ⑥。作業の中で抽出したチェック事項について、テンプレートを用いてコメントを査読レポートの形にまとめます。この際に覚えておいていただきたいことを一つお伝えしておきます。これは、あまり明文化されていないのですが、マナーとして暗黙裡に査読者に求められること、論文の懸念事項は最初の査読で全て抽出し、再査読以降、新たな懸念事項を見つけて著者に対処を要求することは極力しない、というものがあります。もちろん、最初の査読で指摘した事項への対応が不十分と考えられる場合には、再度追加の対処を要求して全く問題ありません。要するに、「後で新たな問題点を指摘するのはやめて」ということです。そういう訳なので、懸念事項に対する要求は、この最初の査読レポートにしっかりと含めるようにして下さ

い。また、こちらは些末なことかも知れませんが、あまり「〜すべき (must/should 〜)」のような強い口調は好まれませんので、ここでは「〜を推奨する (recommend 〜)」といった表現を積極的に用いています。

査読レポート例（日本語）

要　　旨
本研究は、フランスのトゥールにある大学病院で心筋梗塞に対して冠動脈形成術を施行され退院後プライマリケアセッティングでフォローされている患者を対象に、退院後6年が経過した時点で薬の使用や生活習慣、危険因子のコントロールに関する推奨行動の遵守に関わる要因を探ったコホート研究である。特に①年齢、②フォローアップの種類、③リハビリプログラムへの参加に着目して行われた単変量ロジスティック回帰分析の結果、推奨行動の遵守に有意に関連していたのはリハビリプログラムへの参加だけであった。

総評（特に評価できるポイント）
心筋梗塞治療後の長期成績が改善しないことの原因として患者の二次予防へのアドヒアランスの低さに着目し、その実態や要因を検討したことは、読者は勿論、臨床家や患者、社会的な観点からも興味深い。また、プライマリケアセッティングにおいて6年間に渡り調査し、推奨行動全項目に対する遵守割合が10%とかなり低いことを明らかにしたのはこの研究の新奇性・独自性だと考える。さらに、6年後の推奨行動の遵守においてリハビリプログラム参加者の相対リスクは比較的大きく、本研究の結果を受け、今後リハビリプログラムの長期効果を検証するための更なる研究に繋がる可能性がある。

懸念事項の提示と可能であれば改善案など建設的・教育的コメント
しかし、この研究には現時点でいくつか改善されるべき点がある。 Major: 1. 本研究デザインでは因果関係はわからないため、cardiac rehabilitation program の効果として述べることはできず、抄録や Discussion、Conclusions で度々出てくる "improve(d)" という表現や Table 4 に関する記述 "(factors) affecting" などを含め、全体的にもう少しトーンを抑えて書くことを推奨する。単変量解析の結果のみであることや多くの重要な因子が未測定であること（特にリハビリプログラムの参加・不参加に関わる因子：例えば、リハビリプログラムに参加する人ほど健康への意識が高く、推奨行動をとりやすいことは考えられないか？−適応交絡の可能性−）などは本研究結果を解釈する上で非常に重要な限界でありこれらに関して適切な記述が必要である。 さらに、本研究の結果は異なる地域の異なる医療事情では大きく変わり得、1地域・1施設での検討のみ、かつサンプルサイズも少ないことによる極めて限定的な一般化可能性について、重要な限界として記述を追加する必要がある。 2. 本研究では統計解析としてロジスティック回帰分析が用いられているが、単変量解析のみであること、またイベントがまれでないためオッズ比とリスク比の間で乖離が見られることから、効果量はリスク比・リスク差を用い、解析は Fisher 正確検定を用いることを推奨する。

3. 本文の Conclusions にも、抄録同様、"suboptimal long-term adherence to secondary prevention treatment" なる記載を含めることを推奨する。

Minor:
1. 4 deaths at 6 months of follow-up を解析から除外することを方法に書いていない。
2. Type of follow-up については期間中何度か測定されているが、それらについて今回どう定義しどのように扱ったのか方法に書くことを推奨する。
3. バリハプログラムの説明が Discussion に初めて出てくるが方法に説明を追記することを推奨する。特に、プログラムを受ける・受けないが実臨床において、主に何に依存しているのかの情報があれば非常に有用。
4. 方法には記載のある chi-square test や Fisher exact test の結果報告がない。
5. 抄録の "OR = 7.31 [95% CI 1.74; 44.88], p<0.002" は本文中のどの結果と対応しているのかわからない。
6. Fig1 対象者の人数に関して 118→97 となる際の除外者 21名のうち、5 lost follow-up および 4 deaths at 6 months of follow-up はより後の段階の除外者として記載を分けた方がわかりやすい。人数は 185→118→106 at hospital discharge→97 included in the analysis となる。さらにその6か月後、1年後、6年後の人数の変遷もここに含めると各測定のタイミングの分母の人数がよくわかる。
7. Fig2 それぞれの測定のタイミングにおける分母・分子を明記した方が理解しやすい。
8. 1年後→6年後の間に脱落した18名に関してもデータを公表するなど、その特徴について考察してもらえると、読者の理解はより深まると思われる。
9. Table4 合計人数が63名な理由が分からない。62名ではないのか？ また、値が0の項目についてどのようにオッズ比を算出したか方法に明記することを推奨する。

　いかがでしたか？　本書の提案する「系統的で網羅的な査読」を体感していただけましたでしょうか。実作業を通して、チェックリストやテンプレートを活用することがどんなに有効なのか、皆さんにより実感していただけていれば大変うれしいです。

　それでは最後に、英語で書いた完成形のレポートを皆さんと共有して終わりにしたいと思います。なお、本章では、特に初心者の方にわかりやすくする目的で日本語と英語のレポートを分けて提示しましたが、もちろん、チェックリストも含め、慣れてくれば最初から英語で作業していただいて全く構いません。

査読レポート例（英語）

1. General comments

The authors conducted a prospective cohort study to assess the long-term adherence to therapeutic, lifestyle and risk factor control recommendations of 97 post-myocardial infarction (MI) survivors who underwent coronary angioplasty in a single university hospital and were followed up by general practitioners. Investigation of predictors of adherence to all the recommendations revealed that patients who underwent a cardiac rehabilitation program were more likely to follow the recommendations 6 years after MI. I agree with the authors that long-term adherence to those recommendations is important for post-MI survivors, and the decreasing trend observed in the proportion of patients following the recommendations was notable and interesting. These findings suggest a rationale for future studies to evaluate the long-term effectiveness of cardiac rehabilitation programs. However, I have some concerns that should be addressed regarding the study design, methodology, and interpretation of results.

2. Specific comments

a) Major

ⅰ) First of all, due to the nature of this exploratory observational study design, the authors cannot attribute causality from the observed associations between the exposures and the outcomes. I strongly recommend that the authors tone down their statements about the association of the cardiac rehabilitation program with the achievement of recommended therapeutic objectives. It is questionable, for example, to state that "Cardiac rehabilitation could be a way to **improve** the achievement of recommended therapeutic objectives after MI," as they do in the Conclusions section (page 9), and to claim that "No other factor **affected** achievement of recommended targets," as they do in the Results section (page 7).

ⅱ) Discussion. Clinical implications and perspectives section: The authors stated that "Only 27/62 of patients (44%) declared having performed a cardiac rehabilitation program"; this statement is followed by information on the cardiac rehabilitation program at the Centre Bois-Gibert. What was the reason for the relatively small number of participants in the authors' program? Wasn't patients' participation in the program significantly dependent on individual preference? If that is true, there is a distinct possibility that the association between the program and the achievement of recommended therapeutic objectives was confounded by indication, since health-conscious people are generally more likely to participate in such programs and are also more likely to take recommended actions. Please add more detailed information on the program to the Materials and methods section.

iii) This study included only 97 patients who underwent coronary angioplasty in a single university hospital. Due to the small sample size and limited setting, the results might not be generalizable to other patients or settings, as patients' characteristics, clinical practice patterns, availability of health care services, and health insurance could significantly affect the outcomes.

iv) In this study, logistic regression analyses were used to estimate odds ratios for the outcomes. However, since the events of interest were not rare, estimated odds ratios were much greater than risk ratios, which could result in overestimation of the observed associations. Additionally, given the fact that the authors did not perform multivariate analysis, I recommend that you calculate the risk ratio and the risk difference rather than the odds ratio to show the effect size of the outcomes, and that you use Fisher's exact test for comparison between the two groups.

v) The authors included as a conclusion in the Abstract section, but not in the Conclusions section, a description of the patients' suboptimal long-term adherence to the recommendations. I recommend that they add the description to the Conclusions section as well, since this information is very important and helpful for the readers.

b) Minor
i) There is no description given in the Materials and methods section about excluding patients who died during the initial six-month follow-up.

ii) The authors collected data on the type of follow-up at several points in time. How did the authors categorize patients whose type of follow-up was different at each time point of measurement?

iii) The authors did not report the results of the chi-square test or of Fisher's exact test.

iv) Regarding the following description in the Abstract section, "Exposure to a cardiac rehabilitation program after a myocardial infarction was associated with long-term achievement of optimal therapeutic objectives (OR = 7.31 [95% CI 1.74; 44.88], p<0.002)," how did the authors calculate the odds ratio? There is no information about that in the manuscript.

v) Fig. 1: I recommend adding the five patients who were lost to follow-up and the four who died during the initial six-month follow-up to the baseline population, as they were in the target population, at least at hospital discharge. I also recommend adding to Fig. 1 information on the number of patients included at each time point of follow-up (i.e. 6 months, 1 year, and 6 years after MI).

vi) Fig. 2: Please show not only the percentages but also the actual number of patients.

vii) Information on the 18 patients who were lost to follow-up during the last five years will help readers to interpret the results.

viii) Table 4: Why was the total number of patients not 62 but 63? And how did the authors calculate the odds ratio for the items with 0 event in one group?

【参考文献】

1 ）福原俊一. 臨床研究の道標：7つのステップで学ぶ研究デザイン 第2版. 2017. 健康医療評価研究機構.
・オッズ比とリスク比　　☞下巻 p38
・比で見ることと差で見ることの違い　　☞上巻 pp156-158

✎ **Column**　　**逆に、査読者からのコメントはどう対応したらいいの？**

　これは私自身の経験も含めて述べますが、著者というのはややもすると査読コメントを事実より悲観的に捉えてしまいがちです。しかし、Reject となったならまだしも、Revise 要求（Minor あるいは Major Revision）で返ってきたものに関しては、少なくとも Associate Editor は、適切に修正されればその論文を雑誌に掲載してもよいと考えているわけですので、本当はむしろ大変喜ばしいことと言えます。とは言うものの、時には確かに、辛うじて Reject ではなかったものの、明らかに低い評価と心無いコメントを査読者から受け取ることもないわけではありません。そのような場合でも、著者としてできるのは、科学的に適切な形で、一つ一つのコメントに粛々と丁寧に対応することだけです。基本姿勢として、自分の論文に費やしてくれた査読者の時間と労力に感謝しつつ、いったんは査読者の意見を受け入れ、飲み込んだ上で、対応を慎重に考えましょう。前にも述べた通り、一見「トンデモ査読」に思えるようなコメントも、もしかしたら自分の論文の書き方が悪いせいかもしれません。

　習慣として、査読者のコメントへはできるだけ速やかに対応することを心掛けるべきです。ただ、ある程度対応したら、いったん1〜2日置いてみることも時に有用です。特に、否定的・批判的なコメントへは自身が冷静に対処できていない可能性があり、数日置い

て頭を切り替えることでより良い回答に結び付けられることがあります。また、メンターや共著者に相談することも、言うまでもなく有効です。それは、経験値の問題だけでなく、直接の当事者でない人の目が入ることで、より冷静に、客観的に対応できるという利点があるからです。論文に限らず、他人だと良いアドバイスができるのに、自分のこととなるとなかなか……、というのは一般的によく知られる「あるある」ですよね。査読コメントへの対応もまた然りで、自分の論文に対する査読コメントより自分以外の著者が書いた論文への査読コメントに対応する方が、気負い過ぎず、いい距離感で臨めたりするものです。

　さて、最も頭を悩ませる査読者からのコメントの一つに、当該の研究では調べきれなかった事柄に対して、それを「致命的な限界」として改善を要求してくるものがあります。"beyond the scope" と言って退けてしまうのは簡単ですが、そこはまず、何か他に解決策がないか、誠意を持って検討する癖をつけておくことが重要だと思っています。査読コメントへの対応は、通常、締切りのある作業であり、限られた時間と労力の範囲内で最大限対処することになります。その中で、まず検討すべきは、臨床的メカニズムや実験的・理論的根拠でもって「査読者の指摘は適切ではない」、あるいは「指摘された限界はそこまで致命的でない」とディフェンスできないかということ。これが適えば、そう時間や労力をかけずに対処できるかもしれません。それでは不十分と考えられる場合、次に考えることは、手元に得られたデータの範囲内で追加解析を行うことで、より考察に深みを与えられないかということ。それでも対応が難しい場合には、追加でデータやサンプルを集めることもあり得ます。もし仮に、そのようなケースで、制限時間内の対応が困難と思われる場合には、予め Associate Editor に状況を説明して締切りの延長を申請することができます。もちろん、致命的と思われる限界に対しては、論文執筆前から共著者と十分な対策を講じておくことが大原則であることは言うまでもありません。

おさらい ― 最重要事項のまとめ

●査読依頼を受ける前に知っておくべきこと

【査読者の役割】

1. 編集者が論文を評価して掲載の採否を決める際に必要な情報を提供する
2. 論文の学術的、科学的な質を向上させる

【査読依頼を受ける時に考える三つのこと】

1. 期限内に十分な時間査読作業に従事できるか（目安は8時間）
2. 【査読者の役割】を担う一員として自分の専門性や知識を活かせるか
3. 利益相反がないか

【査読者がおさえておくべき倫理指針5か条】

1. 利益相反が疑われるなら査読依頼は受けない
2. 研究の盗用はご法度！
3. 論文情報の機密保持
4. 懸念事項は編集者に報告する
5. 査読スタンスは「客観的・教育的・建設的」に

●査読のお作法：六つのステップ

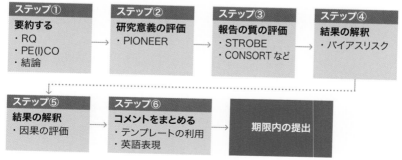

・要旨のまとめと全体評価

【「初回の通し読み」でチェックすべき4項目】

1. 目的：リサーチクエスチョンあるいは検証したい仮説

2. PE（I）CO

3. 研究デザインと主要解析

4. 結論

【研究意義を評価するためのフレームワーク】

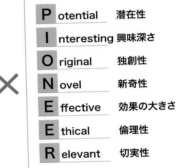

誰にとって

1. 雑誌の読者

2. 臨床家

3. 患者

4. 政策立案者　など

×

P otential	潜在性
I nteresting	興味深さ
O riginal	独創性
N ovel	新奇性
E ffective	効果の大きさ
E thical	倫理性
R elevant	切実性

・チェックリストを用いた項目評価

1. 報告の質：The EQUATOR Reporting Guidelines を参照

2. バイアスリスク：コクランの Risk of bias 評価ツールを参照

3. 因果：Hill の基準を参照

・査読レポートの作成

テンプレートを活用し、
シンプルな英語表現を心掛ける。

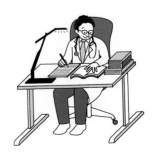

　「ハードルが高い」

　そう思われている人も多い査読。どんなに素晴らしい研究者であってもこれまで査読者から reject されたことがない、なんて人はまずいないわけで、それはかのノーベル賞受賞者たちであっても例外ではないようです。そう考えると、確かに査読や査読者に対して、どこか崇高で立ち寄り難いイメージがあったとしても無理はないのかもしれません。しかし、だからといって敬遠していては勿体ない。査読ってもっと面白いものなんだ。そんな「伝えたい」という強い思いをモチベーションに、自分にとっては少々チャレンジングでもあった本書を何とか書き上げることができました。医学雑誌で報告される新たな発見というのはすべからく査読を経て皆さんの元に届いている訳です。その仕組みを知ることは、研究者だろうがそうじゃなかろうが、医療者だろうがそうじゃなかろうが、きっと皆さんに何らかの発見をもたらしてくれるものと確信しております。

　自分にもかつて、ただただ「良い臨床研究がしたい！」でもどうすればよいのかわからない、そうやって非常に悶々と過ごす日々がありました。そんなある日、『臨床研究の道標』と出会い、わからないなりにも頑張って読み終えたその時に得たあの大きな感動は今でも忘れません。正に、目の前がパァーっと開けて行くような感覚。それまで手術にしか興味のなかった一泌尿器科医が、なぜ臨床研究の道に入り込んでいったのか、そんな人生の転換とも言える大きな変化の訪れは自分でも意外なくらい簡単なものだったのです。「臨床研究は臨床医を元気にする」とは福原先生の言葉ですが、気がつけば、自分も今や福島県で臨床研究教育推進部の教員として、正に「臨床」と「研究」と「教育」を結びつける素晴らしいお仕事に就かせていただくことができました。

　普段は研究の中でモデルを駆使して「予測する」ことを生業にしておりながら言うのもなんですが、人生とは本当にわからないものです。ましてや、かつてないスピードで変化していく毎日にあって、5年先ですらもう誰にもわからない。そんな予測不能の時代において、未知への恐怖や困難と戦うために自分が大切にしているものは、ロジックとユーモア、そして少々の勇気です。本書が一人でも多くの方にこの「ロジックとユーモア、そして少々の勇気」のきっかけを届けることができたならこんなにうれしい事はありません。

2020年4月14日　福島の満開の桜に囲まれながら

大前憲史

謝　辞

　本書の出版にあたっては、実に多くの方々から大変なご支援をいただきました。書籍化する前は、査読について学べるコンテンツをワークショップ形式で提供する活動を行っていましたが、その企画段階から色々とご助言いただいたのが片岡裕貴先生 (兵庫県立尼崎総合医療センター) になります。内容はもちろん、企画、運営、そして執筆作業に至るまで、あらゆる場面でご指導いただきました。また、ワークショップの運営メンバーである、伊藤文人先生 (国際医療福祉大学)、髙橋世先生 (福島県立医科大学)、長沼透先生 (福島県立医科大学)、山崎大先生 (京都大学) には、ファシリテーターとして、より受講者側の視点から内容を吟味いただきました。同じく運営メンバーである、辻本康先生 (コクランジャパン / 協和会 協立病院)、堤悠介先生 (国立病院機構水戸医療センター) には、本書の中でも特に重要な内容を占める、研究デザインや統計解析、バイアスリスクの評価などについて、専門的な立場から色々とご指導いただきました。そして、ワークショップに参加いただいた多くの受講者の皆さんの生の声が大いに参考になったことは言うまでもありません。さらに、本書を、多忙を極める臨床家の方々に仕事の合間にでもいかに楽しく読んでいただけるか検討する上で、黄智暎先生 (京都大学)、吉岡貴史先生 (福島県立医科大学) には、その構成や内容に関して、読者という視点から多大なるご助言をいただきました。また、そのような私の思いをご理解いただき、装丁と書籍全体にわたり親しみやすいイラストを作図して下さったのが、辰巳明久先生 (京都市立芸術大学) になります。出版元である、健康医療評価研究機構の矢野郷子様においては、出版に関わるあらゆる工程で本当にお世話になりました。このような皆さんのお力添えなくして本書を完成させることはできなかったと改めて感謝申し上げます。

　そして、最後になりますが、私の無謀な申し出を快く受け入れて下さり、臨床疫学家への新しい「人生の扉」を開いて下さいました、恩師 福原俊一先生 (京都大学 / 福島県立医科大学 /Johons Hopkins 大学) に心より御礼申し上げます。

著者紹介

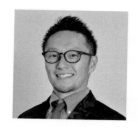

おおまえ けんじ
大前 憲史

大阪生まれ大阪育ち。2003年 名古屋大学医学部医学科卒業、2003年〜
2010年 名古屋記念病院にて臨床研修後、泌尿器科医として勤務、2010年〜
2012年 東京女子医科大学泌尿器科 臨床フェロー、2012年〜 東京女子医科
大学泌尿器科 助教、2015年〜2018年 京都大学大学院医学研究科 医療疫
学分野 博士後期課程、2018年〜 京都大学大学院医学研究科 医療疫学分
野 客員研究員、2015年〜2016年 福島県立医科大学 臨床研究イノベーショ
ンセンター リサーチフェロー、2016年 パラケルスス私立医科大学(ザルツブル
ク)・テュービンゲン大学(テュービンゲン) 日本・欧州泌尿器科学会Academic
Exchange Program、2017年〜2020年 福島県立医科大学附属病院 臨床研究
教育推進部 副部長・特任講師(臨床研究イノベーションセンター兼務)、2020
年〜 同 特任准教授、現在に至る。2015年〜 福島県須賀川市 健康長寿推
進アドバイザー。社会健康医学博士、社会医学系専門医協会専門医、日本
臨床疫学会認定専門家、日本泌尿器科学会専門医・指導医、日本泌尿器内
視鏡学会泌尿器腹腔鏡技術認定医。日本排尿機能学会賞、日本透析医学会
賞など受賞歴多数。主な専門領域は、がん、高齢者医療、腎不全・透析医療、
排尿(下部尿路機能)障害。

査読を制する者は論文を制する

医学論文査読のお作法

大前憲史 著
福原俊一 監修

2020年 11月 初版
2021年　3月 第1版第2刷

■発行所／特定非営利活動法人 健康医療評価研究機構
　　〒103-0023 東京都中央区日本橋本町2丁目3番11号
　　日本橋ライフサイエンスビルディング5階
　　http://www.i-hope.jp/

ISBN 978-4-903803-28-9

落丁・乱丁の場合はお取替えいたします。